# VITAMINA O

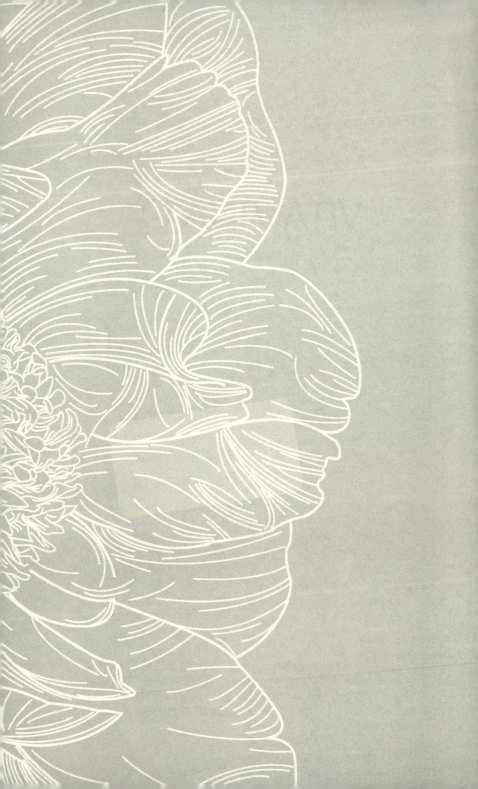

DRA. NATASHA JANINA VALDEZ

# VITAMINA O

POR QUE O *orgasmo* É VITAL
PARA A *saúde* E A *felicidade* DA MULHER

Tradução
Denise de C. Rocha Delela

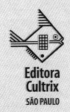

Editora
Cultrix
SÃO PAULO

Título original: Vitamin O.
Copyright © 2011 dra. Natasha Valdez.
Copyright da edição brasileira © 2012 Editora Pensamento-Cultrix Ltda.
Texto de acordo com as novas regras ortográficas da língua portuguesa.
1ª edição 2012.

Todos os direitos reservados. Nenhuma parte deste livro pode ser reproduzida ou usada de qualquer forma ou por qualquer meio, eletrônico ou mecânico, inclusive fotocópias, gravações ou sistema de armazenamento em banco de dados, sem permissão por escrito, exceto nos casos de trechos curtos citados em resenhas críticas ou artigos de revistas.

A Editora Cultrix não se responsabiliza por eventuais mudanças ocorridas nos endereços convencionais ou eletrônicos citados neste livro.

Coordenação Editorial: Denise de C. Rocha Delela e Roséli de S. Ferraz
Preparação de originais: Maria Teresa Ornellas
Revisão: Yociko Oikawa
Diagramação: Fama Editoração Eletrônica

Dados Internacionais de Catalogação na Publicação (CIP)
(Câmara Brasileira do Livro, SP, Brasil)

Valdez, Natasha Janina
    Vitamina O : por que o orgasmo é vital para a saúde e a felicidade da mulher / Natasha Janina Valdez ; tradução Denise C. Rocha Delela. — São Paulo : Cultrix, 2012.

    Título original: Vitamin O
    ISBN: 978-85-316-11940

    1. Excitação sexual 2. Felicidade 3. Mulheres – Psicologia 4. Mulheres – Sexualidade 5. Orgasmo I. Título.

12-06296                                                    CDD-613.96082

Índices para catálogo sistemático:
1. Mulheres : Orientação sexual 613.96082

Direitos de tradução para o Brasil
adquiridos com exclusividade pela
EDITORA PENSAMENTO-CULTRIX LTDA.
Rua Dr. Mário Vicente, 368 04270-000 São Paulo, SP
Fone: 2066-9000 – Fax: 2066-9008
E-mail: atendimento@editoracultrix.com.br
http://www.editoracultrix.com.br
que se reserva a propriedade literária desta tradução.
Foi feito o depósito legal.

Para todas as mulheres deste planeta, mas especialmente para minhas amigas Mariska e Blaire. Vocês são a inspiração deste livro.

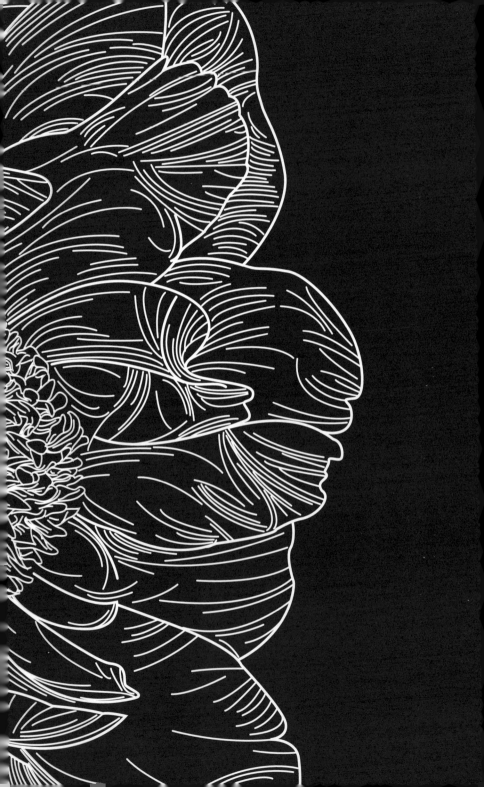

# SUMÁRIO

INTRODUÇÃO *Olá, mágico O!*   8

**PARTE UM:** *Descubra o poder do orgasmo*

### CAPÍTULO 1
A CIÊNCIA DO PRAZER   15

### CAPÍTULO 2
O ELIXIR MÁGICO   29

### CAPÍTULO 3
O INGREDIENTE SECRETO   43

**PARTE DOIS:** *Libere seu poder*

### CAPÍTULO 4
ORGASMO – QUANTAS POSSIBILIDADES!   85

### CAPÍTULO 5
CONHEÇA-SE   109

### CAPÍTULO 6
TOQUE-ME, CHUPE-ME   131

### CAPÍTULO 7
ESCOLHA AS POSIÇÕES   163

### CAPÍTULO 8
O ORGASMO COMO PARTE DO SEU DIA A DIA   189

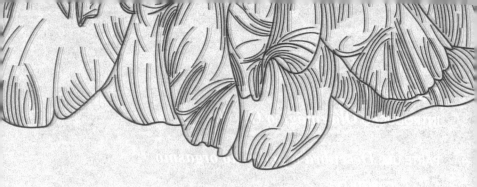

INTRODUÇÃO

# OLÁ, MÁGICO O!

*"Um orgasmo por dia mantém a saúde em dia."*
—MAE WEST

E se eu disser que existe uma vitamina que melhora seu humor e seu estilo de vida? Que modera o apetite e baixa o colesterol? Que pode diminuir drasticamente o risco de doenças cardíacas e de derrame, além de fortalecer o sistema imunológico? Que pode dar um novo impulso ao seu relacionamento? E, o mais importante, não tem efeitos colaterais, é totalmente grátis, divertida e gostosa — e você nem precisa engolir? E sabe da maior? Pois essa vitamina existe. E você pode tomá-la do meu jeito favorito.

Apresento a você um "suplemento" revolucionário (embora não seja exatamente uma novidade) que nutre o corpo, a mente e a alma. E é produzido no nosso próprio corpo: a VITAMINA O! "O" de Orgasmo. Digo que é uma vitamina por causa de todos os benefícios que esse "formigamento mágico" nos oferece. Quando você incorporar doses regulares de Vitamina O à sua vida, ficará impressionada ao ver como tudo fica melhor, desde o seu desempenho no trabalho até o modo como lida com o stress e encara a vida.

No meu dia a dia como sexóloga clínica, descobri que um dos problemas sexuais mais comuns das mulheres é não ser capaz de ter orgasmos — ou não ter orgasmos satisfatórios (Não, não existem orgasmos "ruins", mas certamente existem níveis diferentes de satisfação!). Ao longo dos anos, tanto nas consultas particulares quanto no meu ex-programa de rádio e nos programas de TV dos quais participo, ajudei milhares de mulheres a ter orgasmos melhores do que jamais sonharam ser possível e com muito mais frequência do que imaginavam. Agora, com este livro, vou dividir meus segredos com você.

Este livro é sobre orgasmos — e orgasmos femininos. (Desculpem, cavalheiros, mas isso não é algo que os homens em geral precisem se esforçar para ter...) A fim de ter orgasmos melhores e mais frequentes, vamos ter que conhecê-los por dentro e por fora. Vamos descobrir a potência e depois mostrar a você (e ao seu parceiro) como desencadear o poder orgástico que existe dentro de você.

Começaremos a desvendar a Vitamina O investigando a ciência por trás do orgasmo: o que é um orgasmo e o que ele faz pelo seu corpo *inteiro*. Não pule essa parte — ela é bem curtinha, eu juro! Você vai aprender uma lição sobre orgasmos que nunca mais esquecerá. Depois disso, vamos conhecer todos os benefícios que essa maravilhosa vitamina proporciona. E, então, depois de falar sobre todas as coisas positivas, vamos comentar rapidamente as negativas — isto é, quais são as razões que estão impedindo você de ter os orgasmos que deveria e como começar a superá-las. E vou lhe apresentar algumas das minhas clientes que passaram por muitos desses problemas.

Depois da aula vem a diversão: a prática! No meu livro *A Little Bit Kinky* [Ligeiramente Depravada], apresentei mil maneiras divertidas de restabelecer a ligação com o parceiro. Quando se trata de orgasmo, "sentir-se ligada ao parceiro" é o segredo para as mulheres. E neste livro darei muitas outras sugestões e dicas de atividades. Você vai se familiarizar com seu próprio corpo e aprender a se expressar, mostrando ao seu parceiro o que lhe agrada. Então vai conhecer todas as técnicas manuais, métodos orais e posições malucas e divertidas que podem maximizar seu prazer. Vou mostrar como ter uma variedade de orgasmos (nem tudo gira em torno do clitóris, mocinhas!), e o fato de existirem tantos tipos de liberação só aumenta a probabilidade de você ter orgasmos, sozinha ou com um parceiro. O orgasmo faz bem à saúde e melhora a sua vida — e de maneiras que você nunca imaginou!

Vamos apresentar o básico sobre preliminares, posições, exercícios, posturas e yoga e técnicas de respiração capazes de favorecer e melhorar seus orgasmos e muito mais. Vamos tratar até de níveis mais avançados de clímax — os orgasmos múltiplos e simultâneos. Consulte minhas "dicas rápidas" ao longo do livro, que vão ajudá-la a ter suas doses diárias de Vitamina O sem precisar entrar muito em detalhes.

Quando você acabar a leitura, ter orgasmos será um hábito tão natural e prazeroso quanto tomar sua xícara de café pela manhã (que, pelo fato de começar a dormir melhor e acordar mais cheia de energia, você acabará tomando cada vez menos). Você estará mais saudável, terá mais vigor e será muito mais feliz. E não existe uma única vitamina nas prateleiras das farmácias que possa garantir isso tudo!

— Dra. Natasha

# VITAMINA O

PARTE UM

*descubra*

p O

# O prazer do orgasmo

Na vida, nem todo abandono ao prazer faz mal. Nem tudo o que faz você se sentir como se estivesse saindo impune é errado ou perigoso. Às vezes um "prazer proibido" – e sem culpa! – é tudo que você precisa! Claro, todo mundo sabe que os orgasmos são prazerosos, mas vamos descobrir agora o que eles são de fato e por que tê-los faz tão bem à saúde.

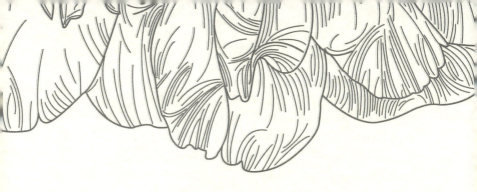

CAPÍTULO 1

# A CIÊNCIA DO PRAZER

*"Flechas de carne fulgurantes... transpassando o corpo. Um arco-íris de cor golpeia as pálpebras. Uma espuma de música ressoa nos ouvidos. É o gongo do orgasmo."*

— ANAÏS NIN

Ah, o orgasmo!... Aquele formigamento elétrico que desperta nossos sentidos, eleva nosso ânimo com todo tipo de sensações boas e, mais do que qualquer outra coisa, faz a gente se sentir verdadeiramente viva. Anaïs Nin, uma famosa escritora de contos eróticos, explica o orgasmo muito bem, em minha opinião. Mas o orgasmo é muito mais do que simples "magia". Porque, embora ele de fato seja uma coisa mágica, existe uma ciência real por trás de todas as "flechas" e "arco-íris" e "espuma de música ressoando nos ouvidos" que Anaïs descreve.

Neste breve capítulo, vamos ver o que é um orgasmo, o que acontece com o seu corpo quando você tem um, quais são as sensações que ele provoca e como ele faz você se sentir. A última parte não é nenhum mistério para as mulheres que já tiveram orgasmos — e dos bons. Mas, se você pertence ao grupo que acha que nunca teve um orgasmo antes, ou se não sabe ao certo se já teve ou não, este capítulo tirará todas as suas dúvidas. E naquelas que têm certeza de que nunca tiveram um orgasmo antes, ele deixará um sentimento delicioso de expectativa.

## UMA EQUAÇÃO, *muitas* PARTES

Então, o que é exatamente um orgasmo, no final das contas? Basicamente, é o alívio da tensão sexual. O orgasmo, no homem, é marcado pela liberação do sêmen — algo que não é fácil de fingir. Nas mulheres, o orgasmo é principalmente um processo mais interno de agradáveis contrações musculares que ocorrem numa rápida sucessão, às vezes em intervalos de menos de um segundo, na região pélvica. (A propósito, o orgasmo feminino não é tão fácil de fingir quanto se pensa. Vamos falar mais adiante por que as mulheres fingem orgasmos e por que elas não podem nem devem fazer isso.)

Existe certa polêmica em torno da seguinte questão: homens e mulheres sentem orgasmos de modo diferente ou não? A resposta é simples: na verdade, eles sentem de maneira parecida, embora não idêntica. Em ambos os sexos, o orgasmo é uma série rápida de contrações pélvicas, nas regiões genital e anal, em intervalos de 0,8 segundo. A boa notícia para nós, mulheres, é que nossos orgasmos podem ser muito mais intensos, visto que o útero também pode se contrair (de modo agradável), o que significa que o orgasmo feminino abrange uma área maior e mais profunda do nosso corpo. É claro que, para ambos os sexos, os orgasmos são desencadeados mais ou menos da mesma maneira: por meio da estimulação, às vezes física, às vezes mental.

> **Em seu livro, *The Case of the Female Orgasm*, a dra. Elizabeth Lloyd diz que as mulheres têm menos probabilidade que os homens de se sentirem cansadas depois do orgasmo. Isso explica por que seu parceiro "desmaia" depois do sexo e você tem disposição para pular da cama e pintar as paredes do quarto!**

Os orgasmos, portanto, nunca são exatamente iguais. Homens e mulheres podem senti-los de maneira diferente, em termos de potência, duração e intensidade. Tudo depende de alguns fatores, entre eles o nível de excitação, o tempo decorrido entre um orgasmo e outro ou o nível de energia da pessoa no momento em que está sendo estimulada. Por isso, ter orgasmos — e ter bons orgasmos — não depende só do "estado de ânimo". Longe disso.

Evidentemente, o orgasmo é simplesmente o *grand finale*. Para aproveitar ao máximo a Vitamina O, também precisamos saber que percurso faremos para chegar a esse destino final. As partes da equação são tão importantes quanto o resultado, pois, se elas não forem somadas corretamente, o resultado não será o esperado.

Bem, então que "partes" são essas? Neste capítulo, vamos falar apenas das partes do seu corpo que são importantes para o orgasmo e como elas funcionam juntas, ou seja, a fisiologia do orgasmo. Ao longo deste livro, vamos explorar também o componente emocional — e o "ato" em si.

# A NÃO TÃO *"perseguida"* VULVA

Muitas de nós se referem à região entre as pernas como "vagina", mas esse termo não é exato. A vagina é um órgão interno, a parte de você que liga suas partes sexuais externas ao seu útero (e vai até o orifício por onde você urina). A vulva é a área que você pode ver com um espelho, a região que caracteriza a maior parte dos seus órgãos sexuais inferiores.

Não quero lhe dar uma aula de anatomia, mas acho importante para seus futuros orgasmos — todos os diferentes tipos que você vai ter daqui em diante — que você pelo menos toque suas partes sexuais que ficam nessa região. Na verdade, essa é uma excelente oportunidade para você pegar um espelhinho ou se sentar em frente a um grande espelho, como uma águia de asas abertas, para que possa visualizar sua genitália, enquanto acompanha a minha explicação.

## Os grandes lábios
Essa é a primeira coisa que você vai ver. Pense neles como o "estojo" onde ficam seus órgãos sexuais. Os grandes lábios são basicamente duas dobras externas, delicadamente acolchoadas, que protegem as outras partes dos seus genitais, mas que também desempenham um papel importante nos orgasmos atingidos por meio de fricção. É também nos grandes lábios que crescem os pelos. Há quem diga que a depilação nessa região provoca mais sensibilidade, mas isso depende da mulher (e depende também do parceiro, que pode preferir de um jeito ou de outro). Em outras palavras, não existe nenhuma prova científica de que a depilação dessa área faça com que a mulher tenha orgasmos melhores.

## Os pequenos lábios
Encapsulada dentro dos grandes lábios está a parte que parece um mexilhão. Os pequenos lábios estão ligados ao capuz do clitóris, por isso eles podem ser bastante sensíveis – e também grandes responsáveis pelo orgasmo obtido pela fricção. Também são a parte que proporciona ao pênis uma entrada úmida e macia. (A lubrificação não começa nos pequenos lábios, mas são eles que retêm a lubrificação produzida na vagina.)

## A vagina
A vagina é basicamente um canal – uma passagem para o pênis (ou outro objeto) penetrar no corpo da mulher. Ela não fica "aberta" o tempo todo, como algumas pessoas pensam. Quando está em repouso, suas paredes na verdade se retraem. Você pode ver a abertura de fora; do lado de dentro, ela termina no colo do útero, a entrada desse órgão. A vagina é elástica, por isso pode acomodar desde um dedo até um bebê de tamanho grande, e é lubrificada. Também é capaz de ter sensações, o que trataremos em profundidade no capítulo qua-

tro, quando descreveremos os muitos tipos de orgasmos que existem para serem desfrutados.

> **Dica rápida } CLIT-TUTORIAL**
>
> O que você sabe sobre o clitóris? Eis algumas curiosidades:
> - A altura e o peso da mulher não afetam o tamanho do clitóris.
> - O clitóris médio tem em torno de 6 mm de diâmetro "acima da superfície", menos de 2,5 cm se você considerar a parte que está "abaixo da superfície".
> - A pílula não influencia no tamanho do clitóris, embora estudos tenham revelado que mulheres que deram à luz tendem a ter clitóris significativamente maiores.
> - No período entre os 7 anos e os 11 anos de idade, o clitóris da menina cresce mais de 20% — e cresce mais 26% entre os 11 e os 14 anos!
> - Na época em que a mulher chega à casa dos 30 anos, seu clitóris é 4 vezes maior do que foi no início da puberdade.
> - Quando a mulher chega à menopausa, seu clitóris é cerca de 7 vezes maior do que na época do seu nascimento.

## O clitóris

O clitóris tem sido chamado de "pênis feminino" e, na verdade, isso não está tão longe da verdade quanto parece. Sim, o pênis é longo e roliço, mas o clitóris também tem uma haste, chamada de corpo do clitóris, com pontas alongadas onde estão os crus clitóris (crura), que têm a forma de um V invertido como um ossinho da sorte.

Feito de um tecido erétil, o clitóris se enche de sangue quando a mulher está excitada e fica intumescido — que é exatamente o que acontece quando o pênis fica ereto. Além disso, o clitóris se compõe de milhares de terminações nervosas, e é isso o que faz dele o epicentro da estimulação sexual feminina. Exceto que...

# CLITÓRIS
## *o alvo das atenções!*

Agora, sabendo o que você já sabe — que o clitóris é um tipo de pênis em miniatura —, qual você imagina que seja o órgão sexual mais importante da mulher? Eu sei, você está pensando que deve ser justamente o clitóris!

E, além do fato de ser constituído de muitas terminações nervosas, por que você *não* acharia que o clitóris é o segredo do orgasmo feminino? Você não precisa se basear neste livro. Leia qualquer manual de sexo e você não vai escapar do clitóris e de que estimular esse aparentemente minúsculo feixe de nervos é o único jeito de agradar uma mulher.

Claro, isso não deixa de ser verdade; o problema surge quando tudo passa a girar exclusivamente em torno dessa parte do corpo feminino. Quando a mulher se torna essencialmente uma espécie de alvo sexual, sendo o clitóris o centro desse alvo, o resto do corpo é ignorado, como se fosse "inútil". A verdade é a seguinte: se o corpo da mulher for um alvo, então o centro desse alvo está muitos centímetros acima dele — ele fica no alto dos seus ombros sexys.

> Por que o orgasmo é crucial
> para se perder a inibição?
> Estudos revelam que, quando
> a mulher chega ao clímax,
> todos os centros do "medo" se
> desligam em seu cérebro.

# O *poder* DO CÉREBRO!

O cérebro é, na verdade, o órgão sexual mais influente da mulher, e por diferentes motivos. Primeiro, vamos investigar o âmbito físico.

Os pesquisadores ainda estão discutindo com veemência a fim de chegar a um acordo com relação ao papel exato do cérebro na resposta sexual, e ao modo como essa resposta é diferente em homens e mulheres, mas farei um rápido panorama do que eles já sabem a respeito.

O cérebro humano tem uma pequena seção, muito interessante, às vezes chamada de "Centro do Prazer" ou de "Circuito de Recompensa", que basicamente concentra tudo o que nos satisfaz. Do ponto de vista anatômico, as áreas do cérebro sob a responsabilidade do centro do prazer incluem a **amígdala**, responsável pelas emoções; a **área tegmental ventral**, que secreta a dopamina — a substância química do cérebro que ajuda a aumentar o batimento cardíaco e a pressão sanguínea; o **cerebelo**, responsável pelo tônus muscular; e a **glândula pituitária**, que secreta tantas substâncias agradáveis no nosso organismo, entre elas as betaendorfinas, que reduzem a dor; a oxitocina, que aumenta a confiança nas interações sociais; e a vasopressina, que fortalece os vínculos.

Portanto, em suma, existe um sistema no nosso cérebro projetado para nos levar a apreciar o sexo e a ter orgasmos. Ele faz parte da sua constituição física. Faz parte da sua natureza, assim como a respiração. Está programado em você assim como a capacidade de andar. É tão natural quanto espirrar. Você pode fazer todas essas coisas sem pensar — então por que o mesmo não ocorre com o orgasmo?

> Dica rápida } **A PERDA DO CONTROLE**
>
> Você sabia que tanto os homens quanto as mulheres literalmente "perdem o controle" durante o orgasmo? E não estou sendo

> melodramática. Atrás do olho esquerdo há uma parte do cérebro chamada "córtex orbitofrontal lateral", que controla a razão e o comportamento. Quando você tem um orgasmo, essa parte do cérebro simplesmente desliga!

Eis mais uma pequena informação sobre orgasmos e o cérebro. Pesquisas sobre os padrões cerebrais provam que, quando fingimos um orgasmo, nenhum desses hormônios que nos causam bem-estar é secretado pelo centro do prazer. Ao fingir orgasmos, você está enganando seu parceiro e, mais importante ainda, está se privando de todos os seus benefícios. No entanto, fazemos isso o tempo todo. Essa tendência tem muito a ver com o vínculo com o parceiro e é algo de que falaremos posteriormente. O cérebro exerce um controle incrível sobre a resposta sexual feminina, tanto do ponto de vista psicológico quanto do emocional. Por ora, vamos nos ater ao físico e falar mais dos aspectos mentais no capítulo 3.

> Dica rápida } **SEDUÇÃO SENSUAL**
>
> Estudos têm demonstrado que os melhores orgasmos são aqueles que envolvem todos os sentidos. O mais interessante é que, segundo pesquisas, quando estamos na posição deitada, nossos sentidos estão, digamos, menos sensíveis. Eis outra razão para investigarmos as inúmeras outras opções sexuais à nossa disposição, além do tradicional "papai e mamãe"!

## *Dá* NOS NERVOS!

Agora sabemos que existe uma estrutura no cérebro projetada para que possamos ter orgasmos e gozar de todos os seus benefícios. Mas nada disso seria possível sem a incrível rede de nervos que conecta nosso cérebro aos nossos muitos pontos de prazer. E por falar em nervos, você sabia que o clitóris é composto de mais de 8 mil nervos? É surpreendente ver a intensidade de sensações concentradas numa área do tamanho de uma ervilha ou da borracha na ponta de um lápis! Mas o clitóris não é o único lugar em que temos todos esses receptores, e é por isso que atingimos o orgasmo quando somos tocadas em outros lugares, diferentes daqueles a que estamos acostumadas (mas falaremos sobre isso daqui a pouquinho).

O *nervo pudendo* é o que informa o cérebro de que está acontecendo algo prazeroso em torno do clitóris e que o cérebro precisa prestar atenção nisso. Anatomicamente, embora nossos "países baixos" sejam muito diferentes daqueles dos homens, os rapazes também têm esse nervo, que liga o pênis e o escroto ao cérebro. Portanto, embora exista aquela piadinha sobre "o cabeção e a cabecinha", ambas, na verdade, se comunicam.

O *nervo pélvico* liga o cérebro ao reto, tanto nos homens quanto nas mulheres, e em nós ele transmite mensagens do colo do útero e da vagina.

É aqui que a coisa começa a ficar mais interessante e é onde eu quero que você comece realmente a pensar em todas as possibilidades para o orgasmo se iniciar no interior do nosso corpo. O *nervo hipogástrico* se estende do cérebro até o útero e o colo do útero (nos homens, até a próstata). Você sabia que existem orgasmos cervicais ou do colo do útero? Pois eles existem — e são impressionantes.

O *nervo vago*, que transmite informações do colo do útero, do útero e da vagina, funciona de maneira ligeiramente diferente nos homens e nas mulheres, e é na verdade o mais intrigante de todos. Por quê? Todos os nervos do corpo passam pela medula espinhal, com exceção desse. E daí?, você pode perguntar. Essa é a questão. Até recentemente ninguém prestava muita atenção nesse nervo — ou nem sabiam que ele passava pela região pélvica. Então, um estudo sobre mulheres com lesões graves na medula (do dr. Barry Komisaruk e da dra. Beverly Whipple, da Rutgers University, 2004) revelou que essas mulheres paraplégicas eram capazes de sentir estimulação no colo do útero e até de atingir orgasmos — que não eram fingidos, porque imagens por ressonância magnética documentaram a atividade cerebral. Impressionante, não?

E não é só isso: em agosto de 2005, Suzie Heumann, fundadora do site Tantra.com, escreveu, num artigo no jornal *The Huffington Post*, que ela suspeita que cantar de maneira vigorosa sua música favorita pode levar ao orgasmo — se você fizer isso corretamente. Em seu artigo intitulado "O Que o Canto, a Garganta e o Nervo Vago Têm a Ver com o Orgasmo?", ela comenta de um jeito espirituoso que a respiração durante o ato de cantar vigorosamente pode levar ao orgasmo. Segundo ela, "quando nos abrimos plenamente para cantar, principalmente aquelas canções especiais para nós, que mexem com nossas emoções, nós ativamos e usamos nosso nervo vago".

Se o nervo vago é tão impressionante assim, devemos esperar que a ciência nos ajude a aprender como usufruir do seu poder! Por ora, podemos ao menos aproveitar a dica de Heumann:

> A abertura da boca, a cavidade peitoral (por meio de uma respiração lenta e profunda) e a capacidade orgástica via nervo vago podem provocar orgasmos poderosos e possivelmente múltiplos, e a ejaculação feminina. Quando a mulher emite sons baixos e profundos, a partir do abdômen e com a boca bem aberta, isso pode às vezes levar a orgasmos mais duradouros e poderosos e até à ejaculação feminina (...) o nervo vago conecta todas essas funções, garganta, peito, colo do útero e útero, e quando eles são utilizados na máxima extensão do nervo e em todas as suas terminações, ele fica tão ativo que provoca um prazer extracorpóreo que é muito mais do que a soma de suas partes, por assim dizer.

Você não acha que é um grande incentivo para se entregar ao prazer do momento e ter um orgasmo bem sonoro?

## ORGASMOS – ONDE, POR QUE... E COMO

A maioria das pessoas conhece o orgasmo clitoriano, o orgasmo mais comum da mulher. Mas você sabia que existem outros, inúmeros outros? Onde existem nervos, pode haver orgasmos. Comprove por si mesma!

### O orgasmo clitoriano

O mais comum e óbvio dos orgasmos, o orgasmo clitoriano, é atingido pela estimulação do clitóris – um órgão do corpo que não tem outro propósito a não ser causar "felicidade". O que pode ser melhor do que isso?!

### O orgasmo vaginal

Lembra-se de todos aqueles nervos de que falamos? As paredes da vagina são lotadas deles! (O primeiro terço da vagina, começando da entrada, é o que tem mais nervos.)

### O orgasmo do ponto G

Este pode ser um tipo de orgasmo muito intenso e prazeroso, mas muitas mulheres resistem a ele porque, no momento do clímax, têm a impressão de que vão urinar na cama e sobre o parceiro. Relaxe – isso não vai acontecer! Você só sente isso porque seu ponto G está localizado perto do canal da uretra, na vagina, ao longo da parede frontal superior da vagina. A exata localização varia de mulher para mulher, mas em geral ele está localizado uns 5 a 7 centímetros dentro da vagina.

| **O orgasmo cervical** |
|---|
| O colo do útero é a entrada do útero — e também um possível portal para o prazer, quando manipulado corretamente! |
| **O orgasmo dos seios e/ou mamilos** |
| Algumas mulheres, e homens, têm mamas e mamilos muito sensíveis, chegando até a atingir o orgasmo quando essas regiões são manipuladas. |
| **O orgasmo anal** |
| Como a vagina, o ânus tem muitas terminações nervosas e, como eu já disse, onde existem nervos, pode haver orgasmos. |
| **O orgasmo sensorial** |
| Este é um orgasmo que você pode ter sem que nenhuma das partes sexuais do seu corpo seja tocada. Não acredita? Bem, espere só até chegar ao capítulo 4! |

# AGORA *você* JÁ SABE

Um orgasmo é algo que envolve muito mais fatores do que simplesmente "apertar um botão". Trata-se de um evento que envolve o corpo inteiro e afeta partes que estão bem além do que você considera suas partes sexuais. Estar consciente disso é o primeiro passo para ter mais orgasmos — e melhores — e para começar a explorar centros de prazer que você nem sabia que existiam!

Agora eu garanto a você que os orgasmos são bons para a saúde. Eles de fato são benéficos do ponto de vista físico (e psicológico). No capítulo a seguir, vamos investigar por que eles são tão bons assim.

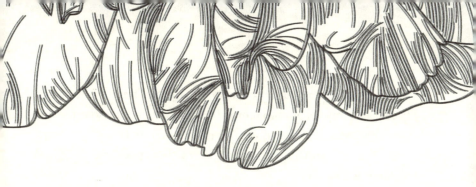

## CAPÍTULO 2

# O ELIXIR MÁGICO

*"Um enema sob a influência do Ecstasy provavelmente causaria uma sensação parecida."*
— GERMAINE GREER, JORNALISTA E ESCRITORA,
FALANDO SOBRE O ORGASMO

Existe um ditado muito popular segundo o qual "o amor é como uma droga" — e muita gente por aí pensa o mesmo do sexo — principalmente do sexo de boa qualidade. Mas isso, sem a menor dúvida, está bem longe do que vamos afirmar neste livro. Porque existe uma enorme diferença entre o que uma droga faz com você e o que uma vitamina tem a oferecer.

Seja prescrita ou para recreação, uma droga trata um sintoma. Ela causa alterações por um tempo limitado e depois disso causa um *crash* (sintomas depressivos de abstinência), fazendo com que outra dose seja imediatamente necessária. Ela também pode causar efeitos colaterais indesejados.

A vitamina, por sua vez, requer uma abordagem mais holística de uma situação. Você não trata um sintoma com uma vitamina, você a usa para ajudar a construir um alicerce para a boa saúde. A vitamina é basicamente um suplemento num sistema muito mais amplo de pequenas escolhas, um importante elemento dentro de um contexto maior. A vitamina é um intensificador. Seus benefícios são em camadas e têm longo alcance. Não visam apenas um alvo específico, como uma dor ou outro fator.

Especialmente no caso da Vitamina O, trata-se de algo a que você pode recorrer sempre que quiser, sem se preocupar com sua toxicidade ou risco de acúmulo no organismo — porque a Vitamina O é apenas um relaxamento. Acrescente doses regulares dessa vitamina ao seu dia a dia e os resultados só trarão benefícios à sua vida.

Neste capítulo, vamos estudar a fundo todos os benefícios que o sexo e o orgasmo trazem à saúde da mulher e mostraremos por que uma dose diária de Vitamina O é tudo o que esta doutora aqui sempre receita! Quando o poder revitalizante e terapêutico do sexo e do orgasmo é revelado, descobrimos sem sombra de dúvida que o orgasmo é de fato um "elixir mágico" que cura e rejuvenesce, além de ajudar você a cultivar uma saúde geral muito melhor.

> Esqueça a equinácea. Você sabia que sexo uma vez por semana é suficiente para aumentar sua imunidade em 30%? Então imagine os benefícios de fazer amor três, cinco ou até dez vezes por semana!

## O *O* MÁGICO

Todos nós nos debilitamos de tempos em tempos. Não dormimos bem. Comemos coisas que não deveríamos comer. Engordamos sem nenhum motivo médico sólido. Todos passamos rotineiramente por falta de bons cuidados com nosso corpo. Sentimos que o esforço para mudar as coisas à nossa volta requer muito mais energia do que estamos dispostos a dar ou somos capazes de despender. Mas mudar as coisas à nossa volta é fácil. Não existe absolutamente nenhuma razão para sofrermos de nada disso quando a solução é tão fácil quanto tomar uma dose diária de vitamina!

O poder e a potência do orgasmo feminino não são, em sua maior parte, mostrados pelos estudos genéricos sobre sexo e saúde. Bem, isso vai mudar agora. Vamos ver em detalhes por que o sexo e o orgasmo são tão úteis e benéficos, em especial para as mulheres. Quando chegar ao fim deste capítulo, você estará ansiosa para se aconchegar ao seu parceiro (ou recorrer ao seu vibrador) e tomar o seu "elixir". Este capítulo vai mostrar as principais razões para você fazer isso.

> **Dica rápida } SINTA-SE QUEIMANDO AS CALORIAS**
>
> O sexo queima calorias — em torno de 100 a cada sessão de 30 minutos. É, na verdade, mais do que você queima ao jogar tênis! E quando você "malha" na cama e em todas as posições certas, pense que está tonificando o abdômen, as coxas e até o bumbum.

## *"Terapia"* HORMONAL

Vários estudos revelam que fazer sexo regularmente estimula a produção de hormônios essenciais como o **feniletilamina**, que acelera o metabolismo da gordura. Ainda por cima, ele também ameniza a ansiedade por alimentos malucos que você sabe que não deveria comer. Também regula o apetite, para que você não sinta fome quando não está com fome. E, se você come demais porque se sente entediada, eu diria que sexo é mais divertido do que comer um sanduíche ou tomar um sundae, seja qual for a maneira que você o compare.

Outro hormônio que é liberado no seu organismo quando você tem um orgasmo daqueles é o **dehidroepiandrosterona** (sigla em inglês, **DHEA**). Embora os pesquisadores há muitos anos façam experimentos com essa substância, ela não recebe nem de longe a mesma atenção que outros hormônios que envolvem o sexo e o orgasmo. Portanto, vamos falar um pouco mais dele.

Uma das principais vantagens do DHEA é que ele é supostamente uma "poção" antienvelhecimento. Bem, observou-se que a produção de DHEA melhora a elasticidade da pele, o que significa dar adeus aos pés de galinha! Mas algumas das suas outras propriedades anti-idade ainda não foram documentadas. Por exemplo, se o DHEA tem relação com questões ligadas ao envelhecimento, isso tem a ver com aumento da força muscular e da massa, da resistência e da tolerância à glicose.

O DHEA também está sendo estudado como uma substância que possivelmente combate a depressão e alivia os sintomas associados à menopausa.

Um dos estudos mais interessantes foi feito sobre a gordura corporal. Pesquisadores da Faculdade de Medicina da Washington University descobriram que mulheres que receberam suplementos de DHEA perderam 10,2% da gordura do corpo. Que maravilha! Mas você não precisa tomar um comprimido para conseguir algo que pode ter de um jeito muito mais divertido. A vitamina O é um tipo de vitamina que é tão divertido fazer quanto tomar!

O sexo regular também libera *serotonina*, um neurotransmissor que, ligado ao que foi dito acima, supostamente acaba com o seu desejo de comer porcarias. Mas ele é mais do que isso. Há muitos estudos que relacionam a produção de serotonina à diminuição da depressão ou, melhor dizendo, a falta de serotonina leva à depressão. Por quê? Como um neurotransmissor, a serotonina interage com vários receptores que regulam as emoções; quando essa interação não é suficiente, o resultado é depressão, ansiedade, pânico e outras emoções desagradáveis.

Qualquer coisa que ajude a liberar essa substância em seu organismo é uma coisa boa. Dieta e exercícios podem ajudar, mas nenhum deles tem uma relação direta com a liberação de serotonina como os orgasmos. Acredita-se que os antidepressivos influenciam os níveis de serotonina, mas também podem dificultar sua capacidade de ter orgasmos, o que nós vamos ver mais para a frente.

O que tudo isso significa? Bem, parece que "ser hormonal" é realmente uma coisa muito boa quando se trata de sexo e humor — e também do seu bem-estar em geral.

Então, vimos que o sexo regular e os orgasmos podem ajudá-la a ficar mais magra, jovem e feliz. Agora vamos ver como eles podem torná-la mais saudável.

# O *combate* A GRIPES E RESFRIADOS

Para evitar resfriados, bebemos grandes quantidades de suco de laranja e outros fluidos. Tomamos equinácea e zinco (e, segundo estudos recentes, este último faz pouco ou quase nada para estimular nosso sistema imunológico). E se, Deus nos livre, ficamos doentes, tomamos pratos e mais pratos de canja de galinha, sorvendo-a como se fosse o último alimento sobre a Terra, e depois ficamos andando cambaleantes por aí, como mortas-vivas, enquanto nos intoxicamos com remédios e nos tratamos com qualquer outro produto de farmácia que prometa algum alívio. Para algumas, uma solução salina torna-se nossa melhor amiga. E pensar que poderíamos nos poupar de toda essa dor apenas permitindo-nos ter orgasmos regularmente!

Quer outro benefício da vitamina O? Estudos descobriram agora que orgasmos frequentes aumentam em nossos organismos os níveis do antígeno *imunoglobulina A*, o anticorpo responsável pelo combate a resfriados e gripes. Na verdade, as mulheres que se dedicam à atividade sexual regular têm níveis um terço mais altos de imunoglobulina A. O que você prefere: sexo ou uma vacina contra a gripe? Pense nisso!

E pense no outro lado da moeda. Se você não está tendo orgasmos regularmente, não está aumentando seus níveis de imunoglobulina A nem usufruindo de seus benefícios. Então, não ter orgasmos — bons orgasmos — pode realmente deixá-la doente. Outra excelente razão para tomar a sua dose diária.

# FRICÇÃO *ou* INFECÇÃO?

Duas das mais irritantes doenças pélvicas mais comuns podem melhorar ou serem evitadas inteiramente com orgasmos regulares.

A bactéria nociva que causa as infecções do trato urinário é literalmente expulsa do colo do útero quando a mulher tem um orgasmo. Se você tem uma dessas infecções e sente uma compulsão exagerada para se masturbar, uma das razões pode ser seu corpo lhe dizendo para fazer algo a respeito, assim como o desejo exagerado por um alimento na gravidez pode ser seu corpo lhe dizendo que você precisa de certo nutriente, como o cálcio, enganando-a com uma vontade incontrolável de tomar taças e taças de sorvete para obtê-lo.

A outra é a infecção cervical. Estudos demonstraram que os orgasmos podem debelar e até erradicar infecções no colo do útero, pois eles o "dilatam" ou abrem. É o mesmo caso das infecções do trato urinário. No seu livro *Sex: A Natural History*, Joann Ellison Rodgers explica como esse processo de "dilatação" aumenta a acidez do muco cervical, o que, por sua vez, aumenta o número de bactérias benéficas e elimina as nocivas.

# INCONTINÊNCIA *não*!

Uma das principais queixas das mulheres, à medida que envelhecem, é a incontinência urinária. As mulheres que deram à luz, principalmente, costumam ter pavor de espirrar e rir nesse período da vida. Mas sabe da maior? Nesse caso, também, uma boa quantidade de sexo e orgasmos regulares pode ajudar! Tudo isso tem a ver com o fortalecimento do assoalho pélvico. Uma das principais razões da incapacidade de "segurar" a urina como antes é o enfraquecimento do assoalho pélvico ao longo do tempo. Mas você não precisa ficar de braços cruzados, esperando que isso aconteça!

No auge do orgasmo, o útero na verdade "levanta" o assoalho pélvico, aumentando a tensão muscular da pelve, fortalecendo-a e aumentando o prazer. E você pode cooperar para que isso aconteça! Da próxima vez que fizer sexo (que, a propósito, deveria ser esta noite), tente fazer os exercícios de Kegel, contraindo a musculatura do assoalho pélvico várias vezes e depois relaxando. Isso não só causará uma sensação de prazer no membro do seu parceiro, como fortalecerá a região em que os orgasmos acontecem, tornando-os mais fortes e poderosos, e a musculatura pélvica mais vigorosa. (Mesmo quando não estiver fazendo sexo, pratique esses exercícios sempre que puder. Os benefícios valem realmente a pena, especialmente considerando-se o pouquíssimo esforço que requerem. Sempre que se lembrar, faça vinte ou trinta contrações. Você verá os resultados muito em breve!)

## *Adeus*, TPM!

Estudos também revelaram que as mulheres que fazem sexo pelo menos uma vez por semana têm mais chance de ter um ciclo menstrual mais regular. Também se descobriu que orgasmos regulares reduzem o número de cólicas e sua intensidade.

Ter mais orgasmos significa ter níveis mais elevados de estrógeno no sangue, o que reduz o risco de diabetes tipo dois, melhora a saúde cardiovascular e diminui o colesterol ruim. (O mais alarmante é que já existem provas conclusivas de que a falta de orgasmos pode ter um impacto negativo sobre a saúde cardiovascular da mulher. Um problema de saúde muito mais sério do que uma gripe comum!)

Ao ter um sistema cardiovascular melhor, você vai ter mais condições de combater doenças cardíacas e até alguns tipos de câncer. Esse é um fato científico!

> **Um estudo conduzido pela AARP [American Association of Retired Persons: Associação Americana das Pessoas Aposentadas] descobriu que, entre pessoas de 50 anos ou mais, aquelas que descrevem seu nível de saúde como excelente ou muito bom são as que fazem sexo pelo menos uma vez por semana!**

## DURMA COM OS *anjos*...

Eis uma das situações em que ocorre um "círculo vicioso". Quando você está fisicamente esgotada, sua libido diminui, o que significa que não quer sexo. E vai querer menos ainda se estiver cansada ou exausta devido à falta de sono. Mas, na verdade, o sexo e o orgasmo favorecem o sono. O que significa que aquilo que você menos quer é o que mais vai ajudá-la.

Os orgasmos favorecem o sono? Claro! O sexo aumenta a energia e quanto mais sexo você fizer, mais energia tem para gastar. Porém, além de o sexo ser um bom exercício, os orgasmos são um tranquilizante natural. Eles aliviam a tensão, o que nos ajuda muito a dormir e a ter um sono reparador. Quando nosso coração bate mais rápido, o fluxo sanguíneo mais intenso espalha pelo nosso corpo todas as substâncias benéficas de que falamos anteriormente. O relaxamento da tensão muscular, que aumenta quando antegozamos o alívio, ajuda a eliminar todas as tensões desagradáveis e inoportunas que afligem nosso sistema nervoso ao longo do dia.

Depois do orgasmo, a pressão sanguínea começa gradualmente a baixar, promovendo o relaxamento, junto com a liberação tranquilizadora e suavizante de todas aquelas maravilhosas endorfinas. Se você teve um dia particularmente estressante, por que arrastar todo aquele drama para a cama se você e o seu parceiro podem dar cabo de toda a tensão juntos – ou, se preferir, sozinha?

E se você está cansada demais para fazer sexo, talvez seja hora de romper o círculo vicioso de uma vez por todas!

## CORPO FELIZ, MENTE FELIZ — E *espírito* FELIZ

Lembra-se do nosso amigo DHEA? Um dos outros atributos maravilhosos desse hormônio é a capacidade que ele tem de melhorar as funções cerebrais. Estudos demonstraram que pessoas com níveis mais elevados de DHEA se saem melhor em testes do que aquelas com níveis não tão altos. Os cientistas também estão testando os níveis de DHEA e as ocorrências de Alzheimer, e a maioria está concluindo que pessoas com níveis mais elevados de DHEA têm menos propensão a apresentar o mal de Alzheimer do que aquelas com níveis inferiores. Agora, pensando a longo prazo: e se um orgasmo por dia mantiver você livre da senilidade? Além de aumentar a capacidade craniana, os orgasmos regulares também melhoram a autoestima. Num estudo realizado na University of Texas, publicado nos Archives of Sexual Behavior, o "aumento da autoestima" foi uma das principais razões por que as pessoas fazem sexo. E a terapeuta Gina Ogden, da Cambridge University, especializada em sexo, casamento e terapia de família, confirmou num artigo no WebMD que "uma das razões que levam as pessoas a fazer sexo é o desejo de se sentirem bem consigo mesmas. O sexo de qualidade começa com autoestima e ajuda a aumentá-la. Se o sexo é feito com amor, de comum acordo e com comprometimento, ele é capaz de aumentá-la". Seja o prazer obtido por meio de um parceiro ou de modo solitário, o ato de investigar, entender e articular o que satisfaz você sexualmente é na verdade algo que faz sua autoestima chegar às alturas. Pense nisso. Saber o que você quer, lutar por isso e conseguir – o que faz você se sentir melhor consigo mesma do que isso?

E agora uma coisa que a maioria de nós já sabe: sexo e orgasmos ajudam a aliviar o stress. Seja com um parceiro ou sozinha, procure fazer uma pausa nos aspectos emocionalmente mais desgastantes da sua vida, como administrar sua vida profissional, familiar e financeira, e encontre um lugar tranquilo onde possa se concentrar em si mesma ou no seu parceiro por um breve período. Isso ajudará a aliviar o peso de tudo o que a oprime. E quando ficamos sexualmente excitados, nossos níveis de dopamina e adrenalina aumentam, o que significa que ficamos mais felizes.

No nível espiritual, basta dar uma olhada no que os antigos faziam. Eles viam o sexo como algo sagrado e edificante e o orgasmo como um canal para a conexão com nós mesmos e com a energia do universo. Há tanto a ser dito sobre o aspecto espiritual do sexo que eu poderia escrever um livro só sobre isso. Mas vamos tocar nesse assunto brevemente no capítulo 4, quando descobrirmos o "Orgasmo Espiritual".

É isso mesmo. Orgasmos regulares fazem você se sentir bem não só enquanto está sentindo prazer, pois seus efeitos se prolongam.

> Estudos têm comprovado reiteradamente que as pessoas que afirmam ter uma vida sexual satisfatória também relatam uma melhor qualidade de vida em geral.

## O OUTRO *O* MÁGICO

Embora tudo isso seja uma grande notícia, eu diria que a cereja do bolo sem a menor dúvida é o fato de que a vitamina O libera outro O mágico: a oxitocina. Conhecida como o "hormônio do aconchego", a oxitocina é o hormônio do bem-estar do corpo e que reina supremo na lista de coisas boas, pois ele pode realmente fazer sozinho o que cada um dos hormônios de que falamos faz — e muito mais.

Aqui está algo importante que não mencionamos ainda: o controle da dor. Você está com dor de cabeça? (Não estou falando daquela que você finge ter porque não quer fazer sexo, embora esta também possa ser curada.) A oxitocina liberada em nosso organismo nos ajuda a controlar a dor. Então, usar a dor nas costas, uma dor no joelho ou qualquer outra doença física que lhe cause dor ou desconforto como desculpa para não fazer sexo é realmente um absurdo. O que seria muito mais eficaz, em tantos níveis, é você simplesmente se deitar e deixar seu amante demonstrar todos os tipos de amor lascivo que ele conhece para tratar você — algo muito melhor do que engolir um medicamento caro para aliviar a dor!

Há outra grande vantagem quando se trata de grandes doses de oxitocina percorrendo o corpo: elevados níveis de oxitocina nos fazem querer nos conectar aos outros. Assim, quanto mais orgasmos temos com nosso parceiro, mais queremos ter orgasmos com ele. Sim. Graças ao outro O, orgasmos poderosos e frequentes realmente melhoram a nossa ligação com o parceiro!

> Dica rápida } **MUDANÇA NA CARREIRA**
>
> Todos esses benefícios físicos que você pode obter com um orgasmo por dia já deveriam ser suficientes, mas você sabia que ele também pode ajudá-la a progredir em sua carreira profissional? Uma equipe de pesquisadores escoceses descobriu recentemente que as pessoas têm mais facilidade em falar em público depois que fazem sexo. Considerando que o maior medo que as pessoas têm (mais do que da morte) é de falar em público, pode-se realmente dizer que o orgasmo salva vidas!

# AGORA *você* JÁ SABE

Um dos maiores tônicos que uma mulher pode tomar para se certificar de que tem boa saúde não custa nada, pode ser obtido com ou sem companhia, e traz benefícios que vão muito além do prazer inicial. Sabendo disso, você deveria estar querendo e de fato atingindo pelo menos um orgasmo por dia.

Mas dá para acreditar que apenas 30% das mulheres sempre atingem o orgasmo, enquanto que 45% acham que o atingem "na maioria das vezes"? Quase 75% das mulheres não atingem o clímax durante o ato sexual, e até 50% admitem que em geral estão insatisfeitas com a maneira como têm orgasmos e com os tipos que elas têm. Mas eis a estatística mais chocante de todas: 10 a 15% das mulheres dizem que *nunca tiveram um orgasmo*. O quê? O QUÊ? Ao se considerar que a percentagem de homens que nunca chegaram a um orgasmo é igual a zero, por que as mulheres estão perdendo essa oportunidade de sentir prazer?

No próximo capítulo, veremos as principais razões por que as mulheres não chegam ao orgasmo de que precisam e que merecem, e vamos apresentar algumas soluções para superar todas as bobagens que estão bloqueando o seu prazer.

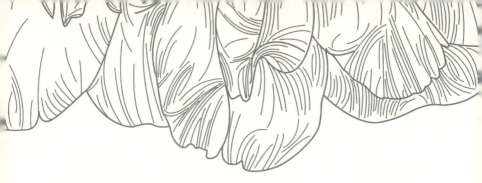

CAPÍTULO 3

# O INGREDIENTE SECRETO

*"Posso não ser uma grande atriz, mas sou a melhor em orgasmos na tela. Dez segundos de respiração pesada, girar a cabeça de um lado para o outro, simular um ligeiro ataque de asma e morrer um pouco."*
— **CANDICE BERGEN**

Se você é atriz e estão lhe oferecendo uma pequena fortuna para fingir que está gozando na frente da câmera, fingir o orgasmo até que é uma boa ideia. Do contrário, esqueça essa ideia de fingir. Não dá para continuar a fingir depois de tudo que descobrimos no último capítulo sobre o bem espantoso que os orgasmos fazem a você! Então, por que as mulheres fingem? Por que tantas não atingem o orgasmo ou nem têm relações sexuais para começo de conversa? Às vezes, por razões médicas, a mulher tem dificuldade para chegar ao clímax, e nós vamos falar apenas um pouco sobre isso neste livro, pois minha área de especialização está mais relacionada ao aspecto emocional e sexológico. E acredite ou não, impressionantes 90% dos problemas das mulheres com respeito ao orgasmo têm a ver com o que se passa na cabeça delas. Ansiedade, inibição e às vezes até ignorância — todos esses fatores contribuem, mas há também as ideias que elas têm sobre o que devem esperar, assim como o que imaginam que o parceiro espera do comportamento delas. Número de homens com o mesmo problema? Zero.

E isso não é o pior. Essa situação na verdade cria um círculo muito vicioso. Quando uma mulher tem dificuldade para chegar ao clímax, ela fica frustrada e se desliga, mesmo enquanto está tentando chegar ao orgasmo. Então, por causa disso, ela pode começar a se desligar do sexo completamente. Além de ser absolutamente terrível para ela, isso também cria uma situação desagradabilíssima com o parceiro, que, ao ver a falta de interesse dela pelo sexo, fica frustrado e confuso. Por que sua amante não quer ter sexo com ele? É por causa de algo que ele fez ou deixou de fazer? É algo que ele não está fazendo certo? Será que ela vai querer fazer sexo novamente? E, na pior das hipóteses, ela está procurando sexo em outro lugar?

Nesse ponto, não se trata mais apenas de uma questão da saúde física e mental da mulher; agora tem a ver com a saúde física e mental do parceiro e também com a do relacionamento. A falta de relações sexuais coloca uma pressão real sobre o casal. Lembre-se de que o sexo serve como uma cola para um casal. Tire essa ligação e é possível, até provável, que a relação entre em crise.

Mas não é preciso chegar a esse ponto; não se houver uma boa comunicação, que é o verdadeiro ingrediente secreto para se ter orgasmos, e orgasmos cada vez melhores. Isso é o que vamos demonstrar repetidas vezes à medida que nos aproximarmos da segunda seção deste livro. Neste capítulo, vamos examinar as razões pelas quais as mulheres não têm orgasmos e encontrar soluções para superar essa falta de orgasmos. O que é preciso, basicamente, é que o casal reconheça que existe um problema e trabalhe junto para superá-lo. Porque, em muitos casos, o que provoca a incapacidade de uma mulher para ter um orgasmo é a falta de conexão entre o casal. Haja círculo vicioso!

Neste capítulo, vou explicar algumas das razões que levam as mulheres a não ter orgasmos, seja porque são incapazes disso ou porque precisam de um método mais fácil. Vou apresentá-la a algumas das minhas clientes (com nomes alterados, é claro) que enfrentaram problemas de disfunção sexual e não eram capazes de chegar ao clímax, e mostrar como eu as ajudei. Também vou oferecer soluções para acabar com o que está atrapalhando você e para trazer a sua libido de volta!

( Você conhece o seu QI emocional? Estudos têm demonstrado que mulheres com grande inteligência emocional têm orgasmos mais frequentes e intensos. )

# FALTA DE VITAMINA O?

No último capítulo, descobrimos que um número alarmante de mulheres ou não têm orgasmos ou não têm "mais" interesse em sexo ou acreditam que nunca tiveram um orgasmo. Agora é hora de descobrir por quê.

Uma mulher que nunca teve um orgasmo é conhecida como "pré-orgástica". Curiosamente, o termo usado anteriormente era "anorgásticas", que, assim como o termo "assexuada", significa "sem". Felizmente, o novo termo é mais *otimista*, pois significa que você nunca teve um orgasmo antes, mas não está "privada" da capacidade de ter um; você simplesmente não descobriu como tê-los ainda. Para sua sorte, este livro apresenta todos os tipos de métodos maravilhosos para você tentar. O termo "pré-orgástica" é usado principalmente com referência a mulheres mais jovens, com idade inferior a 20 anos, mas uma mulher pode ser pré-orgástica em qualquer idade.

Agora, se você é "pós-orgástica" (tudo bem, não é um termo científico, mas faz sentido neste contexto), o que significa que já teve orgasmos na vida e parece que não consegue mais ter, o restante deste capítulo é de fato para *você*. Não ser capaz de atingir o orgasmo pode ser uma coisa frustrante para a mulher e às vezes até debilitante, mas a boa notícia é que essa é também uma situação que pode ser corrigida uma vez que se chegue ao cerne da questão. Ao longo deste capítulo, vou mostrar como ajudei algumas mulheres a colocar sua vida sexual – e consequentemente, seu relacionamento – de volta nos trilhos.

# CARÊNCIA DE VITAMINA O

Gail, casada e mãe de dois filhos, veio me consultar com o marido, Dirk. Depois de alguns anos difíceis, ela finalmente lhe confessou que raramente, ou nunca, tinha orgasmos quando faziam sexo, e que isso vinha acontecendo há algum tempo. Gail tinha preferido ignorar a situação, esperando que ela se resolvesse por si mesma, fingindo que tudo estava bem para não ferir os sentimentos do marido, mas também evitando enfrentar o fato de que havia algo errado com ela.

— Acontece que, aparentemente, o que mais magoou Dirk não foi o fato de eu não ser capaz de chegar ao clímax com ele, mas de não ter lhe contado sobre esse problema — ela me disse.

Gail e Dirk tinham se casado havia cinco anos, depois de dois anos de namoro. Ao longo da relação, ambos se lembravam de momentos em que o sexo era maravilhoso e de outros em que ele não era tão bom assim. O mais preocupante agora era que esses períodos "não tão bons assim" nunca tinham se prolongado por tanto tempo antes, e eles tinham receio de que o sexo nunca mais voltasse a ser "maravilhoso".

Após uma conversa com os dois juntos e separadamente, Gail foi finalmente capaz de expressar uma das questões que a incomodavam.

— Não gosto quando Dirk me pergunta, depois do sexo ou às vezes durante, se eu cheguei ao orgasmo. Faz com que eu me sinta pressionada, sabe, como se... se eu tivesse que gozar para que ele pudesse gozar também, do contrário estaríamos só perdendo tempo. Pior do que isso é quando ele decide que gostaria que chegássemos lá juntos. Já tem sido bastante difícil chegar lá separadamente, que dirá juntos? Isso simplesmente me parece impossível! Acho mais fácil fingir, para me livrar da pressão. Só que agora parece que eu não consigo abandonar o hábito. Realmente não sei o que fazer.

O problema de Gail não era incomum, e eu lhe garanti isso. Como nós, mulheres, nem sempre chegamos ao orgasmo tão rápido e com tão pouco esforço quanto nossos parceiros, todas nós em algum momento da vida já fingimos orgasmos, porque nos sentíamos muito pressionadas para tê-los. Infelizmente, isso cria mais um daqueles círculos viciosos. Se você tirar a pressão sobre si mesma, vai chegar ao orgasmo mais facilmente, e foi isso que lhe aconselhei. Também lhe disse que ela não devia se sentir constrangida ou diminuída ao contar a Dirk, com delicadeza, que o que ele estava fazendo não funcionava muito bem. Porque, ao fingir o orgasmo, ela estava simplesmente deixando Dirk com a impressão de que o que ele estava fazendo a agradava, algo que enganava a ambos.

— Entendo o que quer dizer — ela me disse. — Mas não estou realmente certa de como comunicar isso a ele. Ele tem uma tendência a se melindrar com as coisas, e tenho receio de que, se eu contar, ele perca a confiança e deixe de apreciar o sexo também.

Lembrei a ela que o sexo foi feito para deixar ambos os parceiros felizes e os dois deveriam estar se divertindo — pois se tratava de um esforço em equipe. Também disse a ela como eu agiria se estivesse no seu lugar.

O marido já estava consciente do problema, mas eu a aconselhei a conversar com ele novamente, agora sob esse novo ponto de vista. Recomendei que se sentassem, fora do quarto, e então que ela explicasse a situação, contando que vinha fingindo orgasmos porque estava com dificuldade para atingi-los. Eu, então, aconselhei-a a dizer a verdade sobre a situação e seus sentimentos, contando a Dirk que perguntar se ela tinha gozado só servia para fazê-la entrar em pânico, levando-a a mentir e a fingir para acabar logo com a pressão.

Depois que ela tivesse explicado tudo de maneira amorosa e reconfortante, eu lhe disse para reforçar o fato de que ela tinha que lhe dizer o que estava acontecendo, porque queria voltar a ter orgasmos e também para pedir que ele não perguntasse mais se ela tinha chegado ao clímax enquanto estavam transando e simplesmente confiasse que ela lhe diria quando tivesse um. Também a alertei para o fato de que, provavelmente, ele iria lhe fazer algumas perguntas, como:

- Há quanto tempo isso vem acontecendo?
- Por que tem mentido para mim?
- Alguma vez você se satisfez?
- Você gosta de fazer sexo comigo?
- O que estou fazendo de errado?

Eu a aconselhei a responder às perguntas de forma honesta e direta e ser gentil, amorosa e confiante ao responder.

## *Conversar* E *partir* PARA A AÇÃO

Gail e Dirk tiveram sua conversa muito necessária e, como Gail havia previsto, Dirk se sentiu melindrado a princípio, assumindo a responsabilidade pelo problema e achando que era tudo culpa dele. A conversa, no entanto, serviu para que os dois chegassem à conclusão de que há muito tempo não se comunicavam, o que tinha de fato afetado outras áreas do relacionamento, que eles estavam agora a caminho de resolver.

O cerne da questão era simples. Em todos os anos em que estiveram juntos, Gail nunca tinha expressado a Dirk *como* gostava de fazer amor – tinha praticamente deixado que ele descobrisse tudo sozinho. E como ela nunca tinha reclamado, ele achava que tinha descoberto o suficiente. Só que ela precisava de mais preliminares – muito mais preliminares.

Depois, Gail e Dirk voltaram para que eu os orientasse sobre como entender o essencial. A seguir apresento uma lista de perguntas que criei para ajudá-los a resolver a situação. O objetivo era fazer com que Gail analisasse as perguntas, pensasse sobre as respostas e depois as comunicasse a Dirk. Se você precisa de algo que a ajude a comunicar as suas necessidades sexuais ao seu parceiro, esta lista de perguntas vem bem a calhar:

- Você gosta de preliminares?
- Em caso afirmativo, de que tipo gosta mais?
- Você gostaria que as preliminares durassem quanto tempo?
- Você consegue atingir o orgasmo através do sexo oral? Da estimulação manual?
- O seu ponto G é sensível?
- Você consegue chegar ao orgasmo se tocando? Quanto tempo leva para chegar ao clímax?
- Você tem uma maneira especial de chegar ao orgasmo — truques que usa, como pressão e fricção?
- Você pode mostrar ao seu parceiro como levá-la ao orgasmo?
- Você é capaz de atingir o orgasmo durante a relação sexual?
- Em que posições você acha mais fácil atingir o orgasmo?

Como Dirk, alguns homens acham que a incapacidade da parceira para atingir o orgasmo está relacionada ao seu modo de fazer amor, o que pode levá-los a se sentirem inadequados. Embora em alguns casos isso seja verdade, esse problema pode ser resultado de uma questão pessoal dela, bem como da falta de comunicação. Então, em vez de se concentrar no que o seu parceiro está fazendo *errado*, concentre-se no que você pode fazer direito. Em outras palavras, realmente preste atenção ao que a faz feliz sexualmente e encoraje seu parceiro a continuar fazendo o que você gosta, reforçando o comportamento que a agrada. Quando ele a tocar de uma maneira que você gosta, solte gemidos mais altos, reposicione o seu corpo para facilitar seu toque, ou simplesmente diga: "Eu adoro isso. É muito bom. Continue!"

Lembre-se de que, quando se trata de sexo num relacionamento a longo prazo, o desejo tende a ter altos e baixos. Existem diferentes fases na vida amorosa. Primeiro vem a atração, o amor romântico, a paixão e o sexo e, ao longo do tempo, o amor se transforma num amor e num sexo mais calcados na realidade — e, especialmente depois dos filhos, você precisa ficar mais realista com relação ao sexo! Falaremos mais sobre isso daqui a pouco, mas só tenha a certeza de que ter filhos não significa não ter relações sexuais. Vocês ainda podem ter uma ótima vida sexual, depois de ter filhos — só precisam ser realistas com relação às suas expectativas. Seja qual for a fase em que esteja seu relacionamento, tenha em mente que o desejo sexual é um projeto em curso.

## A DANÇA DO *desejo*

Jeanine, uma fotógrafa de 35 anos de idade, veio me consultar recentemente. Ela se considerava feliz no casamento, a não ser pelo sexo. Entre os lençóis, Todd, aparentemente, não tinha uma pontuação tão alta como marido quanto tinha em outras áreas.

— Tenho um ótimo marido, em muitos aspectos — Jeanine me disse —, mas na cama ele é bem pouco habilidoso. Parece que nunca tenho orgasmos com ele, e tudo o que posso fazer é culpá-lo por isso. Em vez de me sentir realizada e feliz depois do sexo, só fico frustrada, e meu aborrecimento com ele está começando a se irradiar para outras áreas da minha vida. Estou preocupada com a possibilidade de o meu casamento entrar em crise por causa disso.

Eu também tinha a impressão de que o casamento deles seria afetado, caso isso já não estivesse acontecendo, e pedi-lhe para ser mais específica comigo com relação ao que não estava funcionando sob os lençóis.

— Já tive outros amantes — ela confessou —, e com eles o sexo sempre fluiu bem. Como uma dança. Como uma dança em que meus outros parceiros e eu estávamos em sintonia. Sem querer ser cruel, é como se Todd "dançasse" com os dois pés esquerdos, para não mencionar que ele também parece não ter coordenação motora. Ele é muito desajeitado no sexo, e eu não só fico chateada com isso, mas às vezes só fico deitada ali, me sentindo entediada.

Eu me senti muito mal por Jeanine, e também por Todd. Talvez eles não fossem compatíveis. Talvez devessem considerar uma separação experimental para descobrir o que sentiam, e foi isso o que sugeri a ela.

— Oh, não — disse Jeanine, com ar apaixonado. — Eu amo muito meu marido, por favor, não me interprete mal. Ele é maravilhoso de tantas outras maneiras! Só não entendo o seguinte: ele faz tantas outras coisas tão bem em sua vida e em nosso relacionamento, então por que nesse aspecto em particular é um verdadeiro fracasso?

Eu primeiro disse a Jeanine que não achava adequado culpar o parceiro por uma vida sexual insatisfatória, pois não se pode culpar ninguém pela própria incapacidade de atingir o orgasmo. Não é culpa do outro. Como diz o velho ditado, "É preciso dois para dançar um tango". Se você não está se expressando nem dizendo ao seu parceiro o que funciona e o que não funciona no seu caso, não está cumprindo sua parte no trato. Pedi-lhe para dizer ao marido do que ela precisava; para conduzir a dança por um tempo até que voltassem a acertar o passo. Porque o sexo é realmente muito parecido com a dança. Uma pessoa pode ser mais hábil ou experiente que a outra, mas com uma boa comunicação e prática, vocês podem acabar dançando como profissionais. Aprofunde a conexão, e um sexo de qualidade será o resultado.

Segundo minha experiência, na maioria das vezes a incapacidade de chegar ao orgasmo tem a ver com a falta de comunicação e de conexão – ou a falta de conexão entre a mulher e seu parceiro, e entre ela e sua própria sexualidade. Assim, o ingrediente secreto é simplesmente "conexão", consigo mesma e com suas próprias necessidades. No entanto, expressar essas necessidades ao parceiro é um pouco mais complicado. Agora quero falar sobre os aspectos que não têm ligação direta com a cama, mas que afetam o sexo e o desempenho sexual.

Não é só o que se passa entre quatro paredes que provoca a desunião entre o casal e o sexo. Fatores externos, até os mais insignificantes e mundanos, podem afetar o desejo sexual. Parte do problema acontece quando a responsabilidade por essas tarefas parece desequilibrada. O ressentimento e a raiva podem aniquilar o desejo sexual tanto quanto qualquer outra coisa. É importante classificar esses fatores porque o resultado pode ser o que discutimos anteriormente: o círculo vicioso que começa quando uma das partes se fecha e não comunica adequadamente a razão de ter se fechado.

# O *paradoxo* DA GRAVIDEZ

Como vou explicar um pouco mais adiante, a gravidez causa muitas mudanças estranhas no corpo, na alma e na mente de uma mulher. Você sabia que, quando grávida, a mulher tem mais hormônios em seu corpo do que em qualquer outra fase da vida? Não há nenhuma razão para acreditar que seu desejo sexual será o mesmo quando estiver grávida, nem que a sua vontade (ou a falta de vontade) será coerente com a de outras fases da sua vida.

Veja o caso da minha cliente Alex, por exemplo, uma corretora de imóveis de 29 anos. Ela entrou em contato comigo através do meu programa de rádio quando estava grávida de seis meses do seu primeiro filho. Ela e o marido, Steve, sempre tiveram um ótimo sexo.

— Mas desde que a barriga começou a aparecer — disse ela — parece que leva uma eternidade para eu atingir o orgasmo. Às vezes não consigo gozar, mas quero fazer sexo o tempo todo, mesmo quando meu marido não quer. Isso é normal?

Como falei acima, a gravidez e o sexo são uma combinação complicada. Eu lhe disse:

— Algumas mulheres têm o melhor sexo de suas vidas durante a gravidez, outras têm mais dificuldade. Você diz que tem tido dificuldade para chegar ao orgasmo desde que a barriga começou a aparecer. Será possível que sinta inibições porque seu corpo não está na sua forma normal?

Ela concordou que isso poderia ser parte do problema, mas também percebeu que era mais do que isso.

— Sabe — ela disse —, eu sempre tive os melhores orgasmos deitada de costas, mas já não é mais tão confortável ficar ali deitada por tempo suficiente para chegar ao orgasmo.

Concordei com ela. É verdade que, quanto maior você fica, menos opções tem com relação às posições. Recomendei que ela tentasse algumas variações para ver o que acontecia. Também sugeri que talvez, mesmo sem ter consciência disso, ela estivesse de certa forma se sentindo insegura, porque nem todas as suas iniciativas sexuais entusiasmadas estavam sendo recebidas com o mesmo entusiasmo.

— Pode ser que você esteja se apressando para ter um orgasmo porque seu marido não parece querer sexo tão frequentemente quanto você — sugeri.

É realmente muito comum que a mulher grávida fique meio "tarada" e queira sexo o tempo todo. Às vezes, o marido simplesmente não consegue acompanhar o ritmo dela! A única maneira que eu tinha de me satisfazer plenamente durante a gravidez era complementar a minha vida sexual com um vibrador. Experimente. Você pode descobrir que o vibrador satisfaz suas necessidades e tira a pressão em vários sentidos.

## *Ah*, FILHOS...

Primeiro vem o amor, depois o casamento. E durante esse período excitante, tudo é paixão, fogo, prazer e sexo, sexo, sexo!

E então vem o bebê e toda sua vida muda, junto com sua perspectiva de vida. Se antes o foco do seu relacionamento era saber de quem era a vez de tomar a iniciativa no sexo, agora é saber de quem é a vez de trocar a fralda, dar a mamadeira e sair da cama no meio da noite.

Já se foram os dias em que vocês tinham deliciosas maratonas de sexo a noite toda, ou banhos sensuais de madrugada só porque sentiam vontade. Em vez disso, a maratona agora é de lá para cá no corredor, para fazer o bebê voltar a dormir, e a chuveirada no meio da noite é para aliviar a dificuldade de respirar do bebê.

No meio de toda essa confusão, quem tem tempo para pensar em sexo ou disposição para fazê-lo (quando, no final das contas, foi justamente ele que fez você acabar "nessa confusão", para começo de conversa)?

Amy, uma mãe e dona de casa de 41 anos de idade, também passou por uma crise inesperada em sua vida sexual depois que a filha nasceu.

— Eu gozava tão facilmente quando estava grávida! — ela me explicou. — Então por que estou tendo tanta dificuldade agora?

Respirei fundo e expliquei que havia muitas razões que levavam isso a acontecer nesse momento da vida, mas pensando em todo o malabarismo que ela estava precisando fazer para dar conta de suas novas responsabilidades, decidi dar um passo de cada vez.

Disse-lhe que havia uma boa e sólida razão fisiológica para ela gozar rápido quando estava grávida, e isso pareceu tranquilizá-la.

— Eu estava preocupada que pudesse haver algo, sabe, "desligado" em mim, na minha cabeça — ela riu. (E nós vamos tratar de algumas dessas preocupações mais adiante.)

Expliquei-lhe que, durante a gravidez, os orgasmos são geralmente diferentes. Sem contar todos aqueles hormônios percorrendo seu corpo de uma só vez, durante a gravidez, muitas mulheres têm mais fluidos em sua região clitoriana e vaginal, o que as tornam mais orgásticas. Mulheres que nunca conseguiram chegar ao orgasmo podem experimentá-lo pela primeira vez durante esse período; mulheres que já chegavam ao orgasmo antes podem se tornar multiorgásticas! (Só para fazer um aparte: para o caso de você estar se perguntando, saiba que seu bebê não corre perigo nem passa por nenhum tipo de dor ou desconforto quando você tem um orgasmo na gestação. Na verdade, acontece justamente o oposto. O feto não só se beneficia do fluxo feliz de hormônios que o seu corpo libera no momento do orgasmo, como as leves contrações do útero também "embalam" seu bebê. Eis outro benefício da vitamina O!)

Depois da gravidez, leva algum tempo para os níveis hormonais do seu corpo voltarem ao normal, por isso é bastante comum que o orgasmo demore mais para acontecer ou não seja tão forte.

— Não se preocupe — assegurei. — Se você era capaz de ter orgasmos antes, vai voltar a tê-los. Só que leva um tempo.

— Tempo — ela riu. — Quase não tenho mais isso. — Então, ficou séria. — E quase não tenho mais desejo sexual também. Tenho certeza de que tem algo a ver com a diferença entre os orgasmos de antes e de agora, mas poderia ser mais alguma coisa?

— Bem, sim, poderia ser — respondi, e nós vamos falar disso um pouco mais à frente, neste capítulo. Mas, como expliquei a Amy, sua falta de desejo sexual provavelmente tinha muito menos a ver com sua saúde, com o estado do seu corpo e com seus sentimentos pelo marido do que ela estava imaginando.

Existem muitos fatores que afetam o desejo sexual depois que um bebê entra em sua vida. Há dezenas de razões fisiológicas para seu corpo e sua mente não terem nenhuma pressa para voltar a pensar em sexo tão rapidamente após o parto. Além da exaustão provocada pela privação de sono, há o processo de cicatrização. Embora seja um processo natural, dar à luz um bebê é como dar à luz um trem: as regiões inferiores do seu corpo ficam meio destruídas por um tempo. Além de qualquer laceração que você possa ter sofrido, ou, pior ainda, a terrível episiotomia, o nascimento afeta seus nervos e músculos pélvicos, e também sua vagina. Às vezes o estrago feito lá embaixo, ainda que temporário, pode deixar seus genitais menos sensíveis.

Se você está amamentando, são muitos os benefícios tanto para você quanto para o bebê, mas, sexualmente, há alguns inconvenientes. Além de você agora pensar em seus seios principalmente como uma fonte de alimento e não como uma fonte de prazer (especialmente no início, quando amamentar às vezes dói bastante!), a amamentação diminui os níveis de estradiol do seu corpo. E se você está se perguntando o que é isso, saiba que o estradiol é o hormônio que deixa você "molhada" lá embaixo. Então, quando se sentir confortável para retomar sua vida sexual e tiver obtido o sinal verde do seu médico, saiba que pode haver alguma dor e desconforto, facilmente sanados com um pouco de lubrificante. Depois, há o aumento da secreção de prolactina, o que realmente reduz a testosterona, inibindo o desejo sexual. Mais tarde na vida, durante a menopausa, a produção de estradiol é reduzida e os níveis de testosterona podem cair pela metade. Isso também pode diminuir o desejo sexual e a sensibilidade nas zonas erógenas, o que pode tornar o orgasmo difícil e frustrante.

Então, embora você faça qualquer coisa pelo seu pequeno e doce pacotinho, lembre-se de que você também ama o seu parceiro. Eu sei que, com toda a responsabilidade quase constante, as exigências incessantes sobre você, e para que não mencionar, o inferno que seu corpo viveu depois de expelir a placenta, pode ser difícil ver seu parceiro como algo mais do que outro par de braços para segurar o bebê. Isso é totalmente normal, mas você tem que começar a vê-lo como um objeto sexual e sedutor novamente. Sua saúde, sua sanidade e seu relacionamento na verdade dependem disso. Vamos dar muitas "dicas" um pouco mais adiante, na seção "Com as mãos na massa".

## *Recuperação* RÁPIDA

Como Amy, Shawna passou a ter menos desejo sexual depois do nascimento dos filhos, agora com 2 e 5 anos. Para ela, a situação era puramente física, pelo menos no seu modo de ver, mas acabou afetando-a emocionalmente.

— Após o parto natural dos dois bebês, ambos com mais de 4 quilos — explicou ela —, eu me sinto um pouco mais larga lá embaixo. Acho que não satisfaço meu marido.

— Ele disse isso a você? — perguntei-lhe.

— Oh, não — ela respondeu. — Ele nunca toca no assunto. Apenas sinto que a situação é essa, e ele não vai dizer nada porque não quer me magoar.

Conversamos um pouco sobre comunicação, expliquei que esse era o fator-chave, e que ela poderia estar sentindo algo que não era necessariamente verdade. Ela concordou em ter uma conversa com o marido sobre o assunto, mas ainda parecia hesitante.

— Tenho que admitir — ela disse. — Não sinto o mesmo que antes. Também raramente, ou quase nunca, tenho orgasmos. Será que ter filhos afetou a minha capacidade de ter orgasmos?

Essa questão é uma espécie de faca de dois gumes. A resposta aqui é, na verdade, tanto "sim" quanto "não". É uma pergunta complicada, porque ter filhos significa menos tempo para o sexo, o que naturalmente significa menos orgasmos. Mas eu lhe garanti:

— Quanto à sua capacidade de ter orgasmos, se você os teve antes não há razão nenhuma para não tê-los novamente. Pode levar algum tempo para você voltar aos mesmos níveis hormonais e, talvez, à sua imagem corporal, mas se fizer algum esforço nesse sentido, tudo ficará bem.

— Bem, acho que posso tentar — disse ela. — Mas e quanto a me sentir "larga"? E se o meu marido disser que há uma diferença?

— Ele ainda quer fazer sexo com você? — perguntei.

— Quer.

— Bem, então, se ele notou alguma coisa, provavelmente não se incomoda.

— Mas isso me incomoda — disse ela.

Então lhe ensinei algumas maneiras para recuperar a elasticidade. Assegurei-lhe que seus temores tinham fundamento e seus sentimentos eram justificados. É realmente muito comum que as mulheres tenham receio de que suas vaginas tenham ficado largas demais e se perguntem como elas podem voltar a ficar mais apertadas. Seja por causa do parto ou de outras situações, sentir que sua vagina está muito larga pode afetar a autoestima da mulher. Geralmente recomendo exercícios de Kegel, que são uma opção eficaz que dispensa a cirurgia.

## Exercícios de Kegel

Como discutimos brevemente no último capítulo, os exercícios de Kegel são úteis por vários motivos. Por um lado, eles fortalecem os músculos do assoalho pélvico, o que não só significa que você não irá fazer xixi quando rir ou espirrar, mas também que terá orgasmos mais intensos. Eles também são fáceis, não requerem nenhum equipamento, e podem ser feitos em qualquer lugar a qualquer momento, sem que ninguém perceba (isto é, se você não for pega em flagrante por seu parceiro, porque isso é algo que ele vai sentir totalmente!). Eis os passos:

1. *Identifique os músculos.* Mais uma vez, é fácil. Da próxima vez que urinar, tente parar o fluxo. Como fazer isso? Apertando. O que você está apertando são esses músculos. Percebe? Agora você sabe onde eles estão.
2. *Contraia os músculos.* Repetidamente. Contraia os músculos e segure por dez segundos (que você pode aumentar com o tempo).
3. *Solte e repita.* Faça isso cinco vezes primeiro, depois você pode chegar até cinquenta vezes, à medida que fica mais forte.

Faça esses exercícios algumas vezes por dia e seu assoalho pélvico se fortalecerá e voltará ao normal em questão de semanas.

## Cirurgia

Você pode optar por deixar sua vagina novamente apertada por meio de uma cirurgia, um procedimento chamado vaginoplastia, mas saiba que é caro (geralmente não é coberto pelos convênios médicos), pode ser doloroso e requer uma recuperação de três a seis semanas, às vezes, nas quais você não poderá ter relações sexuais.

Nesse procedimento, as paredes do canal vaginal são basicamente reconstruídas. Trata-se também do procedimento usado pelos homens transexuais na cirurgia de troca de sexo. O produto final é supostamente uma vagina menor e mais tonificada, mas o maior risco é que a mulher às vezes sente falta de sensibilidade na vagina depois.

Outras cirurgias projetadas para "corrigir" as consequências do parto normal incluem a labioplastia, uma cirurgia plástica envolvendo as pregas de tecido dos lábios vaginais, e o rejuvenescimento vaginal, que é um procedimento não reconstrutivo que remove o excesso de tecido da vagina e torna suas paredes mais estreitas.

E foi necessário que Shawna tomasse uma medida tão drástica para corrigir a situação? Não. Seu marido lhe assegurou que não sentiu nenhuma mudança, o que a deixou mais aliviada. Mas ela também fez os exercícios de Kegel, que não só eram divertidos quando ela os praticava durante o sexo com o marido, mas também melhoraram alguns problemas que ela estava apresentando com a incontinência.

## TENSÕES E TUMULTOS *da vida*

Um bebê não é a única coisa na vida conjugal ou a dois que pode se interpor entre você e seus orgasmos. Vamos encarar: a vida é cheia de imprevistos e fatores estressantes loucos para sabotar sua libido. Você tem que manter um olho neles e tentar contorná-los. Desde as obrigações da sua carreira profissional até ser puxada em dezessete direções diferentes todos os dias, enquanto dá carona aos seus filhos e seus amigos para diversas atividades e eventos, não há muitas ocasiões na vida cotidiana para você se sentir sexy. É por isso que você tem que aproveitá-las – precisa ser capaz de ver além da agitação do dia a dia e mudar seu foco, para saber como pode recompensar a si mesma e ao seu parceiro por ter vencido essa agitação.

Em vez de só ficar preocupada com todo o tempo e energia que despende nas tarefas cotidianas, pense em como será bom se dedicar ao seu parceiro ou a si mesma depois que essas tarefas forem cumpridas, e tratar de se premiar com um orgasmo ou dois – ou mais! Por que não? A manutenção da saúde física e mental ajuda você a gerenciar o stress. Stress demais pode matá-la, mas primeiro ele aniquila a sua vida sexual.

## RECUPERANDO *seu eu* SEXUAL

Ao conseguir tempo para si mesma, nem que seja apenas vinte minutos por dia, concentrando-se em si e não na lista de compras, nas contas ou nas atividades dos seus filhos depois da escola, você estará dando um passo importante para voltar ao seu eu sexual. Não estou dizendo que você precise dedicar esse tempo a atividades sexuais, embora é claro que possa, caso se enrodilhar no sofá com um livro erótico seja o que faz você feliz. Só é preciso que seja algo puramente egoísta (no bom sentido), totalmente voltado para você. Pode ser uma caminhada ou uma corrida, uma aula de dança, uma manicure; e se às vezes conseguir ficar longe das obrigações do dia a dia por mais tempo, melhor ainda. Vá ao cinema, a um jantar tranquilo com os personagens do romance que está lendo, qualquer coisa que lhe dê prazer e que lhe permita passar algum tempo com uma só pessoa: você mesma.

Se, durante esse intervalo nas tarefas do dia a dia, você decidir fazer exercícios, tanto melhor! O exercício físico libera todas aquelas maravilhosas endorfinas no seu organismo. Os exercícios cardiovasculares mantêm seu coração em forma; o alongamento e a musculação a deixam mais ágil e lhe dão resistência – tudo muito bom para o sexo! E fazer agachamentos ou exercícios para as coxas também irá aumentar seu fluxo sanguíneo na região pélvica.

Yoga e Pilates são "sexercícios" muito bons. Além de fortalecer o centro do corpo, eles também fortalecem os músculos e o assoalho pélvicos, o que facilita os orgasmos. No Yoga, sua mente também participa do exercício, pois você libera conscientemente toda a energia ruim, negativa a cada postura e mudança de posição.

O exercício pode melhorar os orgasmos, mas você pode ter um orgasmo durante o exercício? Com certeza pode! Um Yo-gasmo após ou durante o Yoga, um Pi-gasmo após ou durante o Pilates.

> Dica rápida } **MEDITE!**
> Quer conhecer outra ótima maneira de se reconectar consigo mesma? Tente a meditação. Ela não só pode lhe proporcionar um tempo para si mesma, como, segundo alguns estudos, a prática da meditação melhora a excitação das mulheres e as ajuda a alcançar orgasmos melhores!

# REFORÇANDO OS
## *laços de afeto*

Assim como você precisa reservar um tempo para si mesma, para que possa voltar a se concentrar em sexo, também precisa reservar um tempo para o seu parceiro, para voltar a se concentrar no relacionamento e restabelecer a ligação com ele. Isso pode ser tão simples quanto acordar um pouco mais cedo pela manhã e tomar com ele uma xícara de café tranquilamente antes de as crianças se levantarem e começar a loucura do dia.

Nesse período, faça um esforço para falar — para realmente comunicar — o que você pode estar sentindo. Se a divisão de tarefas não está equilibrada, procurem encontrar uma solução. Se você conseguir se comunicar de maneira descontraída e aberta sobre esses temas do dia a dia, será mais fácil expressar suas necessidades sexuais.

Aqui estão algumas maneiras rápidas e fáceis de se reconectar com o parceiro. Elas levam apenas alguns segundos, mas seu impacto pode durar a vida inteira:

- Torne suas despedidas e chegadas mais passionais, beijando seu parceiro por trinta segundos ou mais.
- Aproveite qualquer oportunidade para tocar o seu parceiro, andar de mãos dadas, colocar a mão no braço dele enquanto fala, abraçar e se aconchegar a ele sempre que possível.
- Tomem banhos de imersão e chuveiradas juntos.
- Ajude seu parceiro a se vestir pela manhã.
- Cubra seu parceiro na cama à noite.
- Caminhem juntos.
- Façam as tarefas juntos, pois assim acabam mais rápido.
- Fale com seu parceiro usando palavras gentis e amorosas regularmente.
- Namorem pelo menos uma vez por semana, seja saindo para jantar ou passear, seja passando pelo menos uma hora a sós.
- Transforme a vida cotidiana numa oportunidade para se conectar com o parceiro, realizando tarefas simples juntos.

Estas são apenas algumas sugestões. Agora pense em outras possibilidades.

# DÊ ADEUS AO *velho*...

Criar vínculos é importante para casais de longa data; é também essencial para os novos. Ao iniciar um novo relacionamento, você ainda está "ligada" à maneira como as coisas eram com seu ex-parceiro, mesmo que já tenha se passado muito tempo desde seu último relacionamento. Quando tem um parceiro regular, você se acostuma aos padrões dessa pessoa. Se você tem um novo parceiro, às vezes o sexo parece não funcionar bem, porque você ainda está programada para uma determinada maneira e precisa, como se diz na computação, se "reinicializar".

Por exemplo, Alison, uma bancária divorciada de 42 anos, ligou para um dos meus programas de rádio preocupada porque, embora gostasse muito do novo namorado, o relacionamento podia não ir adiante por causa do sexo.

— Eu costumava ter orgasmos facilmente com meu parceiro durante o sexo oral — explicou ela. — Mas agora não tenho com o meu novo parceiro. O que está acontecendo?

Ela precisava se desprogramar. Eu lhe disse:

— Provavelmente o que está afetando sua capacidade de chegar ao orgasmo é seu nível de conforto com seu novo parceiro — não se trata do desempenho ou da falta de habilidade dele. Todo novo parceiro requer um período de ajustamento. Se você não está satisfeita com a maneira como seu novo parceiro faz sexo oral, então precisa de mais tempo para se acostumar a ele e, se não gosta do jeito como ele a estimula oralmente, então precisa falar isso a ele. Se o seu último parceiro era mais habilidoso nessa questão, ensine seu novo parceiro a satisfazer você sem mencionar o seu parceiro anterior, é claro!

Dica rápida } **COMO SE DESVINCULAR DE UM EX- -PARCEIRO: ALGUNS PROCEDIMENTOS SIMPLES**

- *Dê um tempo.* Não passe direto a um novo relacionamento. Depois de um rompimento, dê a você mesma um tempo para se recuperar antes de mergulhar de cabeça num novo romance. Caso contrário, talvez você não esteja procurando um novo parceiro, mas um substituto para o que perdeu.
- *Concentre-se em si mesma.* Depois de uma separação, é fácil se sentir perdida quando tudo o que você sente é a perda. Por que não mudar esse foco? Em vez de se preocupar com o que não tem mais, pense em todas as coisas que ainda pode ter — paixões, sonhos e outras coisas dentro de si que podem ter sido negligenciadas enquanto você se dedicava demais ao seu último parceiro.
- *Medite.* Purifique-se do passado, reservando algum tempo ao relaxamento e a exercícios de meditação reflexiva.
- *Aprenda a apreciar sua própria companhia.* Somente quando você for uma pessoa plena, estará pronta para um relacionamento romântico com alguém.

Existe um período de aprendizagem num novo relacionamento, assim como existe em qualquer nova experiência. Conforme-se com isso e aprenda. Quando seu novo parceiro fizer algo que você acha bom, deixe-o saber com palavras ou gemidos. E se você quiser algo específico, diga a ele: "Eu gosto muito quando você faz isso com a língua", e assim por diante. Nunca se esqueça de reforçar o comportamento agradável, dizendo: "Eu gosto muito quando..." E então, quando você atingir o orgasmo, deixe que ele saiba como isso aconteceu.

Siga esses passos, converse a respeito. Vocês dois se sentirão muito melhor com toda a experiência, e você pode se surpreender ao ver como o sexo entre vocês pode melhorar.

# *Outros* FATORES

Uma vida muito estressante e pouca comunicação no relacionamento são alguns dos fatores que prejudicam o sexo e podem tornar o orgasmo mais difícil. No entanto, acima desses fatores mais emocionais estão os fatores físicos. A libido tanto pode estar relacionada com o que está acontecendo no seu corpo quanto com o que está acontecendo na sua mente. Por isso, quando estiver conversando com seu parceiro, tente descobrir o que pode estar bloqueando seu desejo.

# LUBRIFICANTES

A falta de lubrificação vaginal é uma das questões mais fáceis de resolver. Se é isso que está impedindo você de apreciar o sexo e desejá-lo com frequência, há muitas opções no mercado, tanto as vendidas só com prescrição quanto as de venda livre. Você não tem que ir a uma sex shop para comprar (mas se esse for o tipo de coisa que você e seu amante gostam de fazer, vá em frente!).

Quer você tenha ou não um problema com a falta de lubrificação, ter bastante lubrificante por perto pode tornar o sexo muito mais divertido — e muito mais prazeroso nas ocasiões em que suas secreções vaginais naturais não forem suficientes. Eis uma explicação sobre alguns tipos de lubrificantes encontrados no mercado.

## À base de água

Eu prefiro lubrificantes à base de água, pois são os que apresentam menos risco de manchar os lençóis ou as roupas íntimas, causam menos irritação e são compatíveis com o uso de preservativos. Também é muito mais fácil limpar esses lubrificantes da pele e dos seus acessórios; basta um pouco de água morna e sabão e pronto! Lubrificantes à base de água também são mais baratos do que as outras variedades.

Alguns têm até sabores, se você gosta desse tipo de coisa! Só tome cuidado: se tiver a pele sensível, eles podem causar irritação. Melhor experimentar um pouquinho de cada vez! Um dos lubrificantes mais comuns à base de água é o KY em gel, que é um pouco mais espesso que a água e também meio pegajoso. Existem hoje em dia no mercado diferentes variedades de KY – alguns não tão espessos, outros que esquentam quando em contato com a pele. O Astroglide é menos espesso e dura mais que o KY, mas também é mais caro. Nesse caso também, o importante é escolher o que mais a satisfaz.

A desvantagem dos lubrificantes à base de água é que eles secam um pouco mais rapidamente do que os outros, e algumas pessoas acham desagradável o fato de eles serem meio pegajosos.

## À base de petróleo

Lubrificantes à base de petróleo, como a vaselina, são deliciosamente espessos e escorregadios, mas não são completamente inofensivos. Como tendem a corroer o látex e a borracha, não são recomendados para uso com preservativos de látex, diafragmas, capuzes cervicais e até mesmo alguns acessórios sexuais. Eles são excelentes, porém, quando se trata de massagear o pênis ou o clitóris (não são para usar dentro da vagina, pois podem causar irritação).

## Óleo mineral

Também espesso e satisfatório, o óleo mineral, por ser justamente um óleo, é uma ótima opção para a lubrificação no chuveiro, na banheira ou em outros ambientes molhados – e mais inusitados se você quiser. Também está disponível nas prateleiras das farmácias, por isso é fácil de obter. Embora não seja estritamente proibido para uso vaginal, algumas pessoas se queixam de irritação quando usam esse tipo de lubrificante internamente. Como sempre, convém proceder com cautela, e usar um pouco por vez.

## À base de silicone

Esses lubrificantes são muito usados porque não são espessos e duram bastante. Além disso, você só precisa de uma gota para obter grandes resultados. Por outro lado, como são novos no mercado, eles tendem a ser mais caros e também mais difíceis de encontrar. São seguros com a maioria dos brinquedinhos sexuais, inclusive os de borracha e látex (só não utilize com os acessórios feitos de silicone). Se você não conseguir encontrar esse tipo de lubrificante na farmácia, tente a Internet.

## Óleos naturais

Estes são justamente o que você está pensando: óleos de cozinha, como azeite e óleo vegetal. Embora seja muito fácil encontrá-los, pois são vendidos em qualquer supermercado, não convém usá-los com látex ou borracha, pois eles danificam esses materiais. Em contrapartida, são mais seguros para uso vaginal do que outras opções disponíveis e, se não forem importados, são bem baratos.

> Dica rápida } **MEUS LUBRIFICANTES FAVORITOS**
> - *À base de água*: Astroglide, KY, Pjur, Slippery Stuff Gel, Juntos, Wet Naturals, Intimate Organics Hydra, Sliquid H2O
> - *Com sabor*: System Jo H2O, ID Juicy Lubes
> - *Silicone*: Eros, Wet Platinum, Pink. (A propósito, também existem lubrificantes muito bons à base de silicone da marca KY e Astroglide.)
> - *Anal*: Sliquid Sassy Booty Lube (vamos falar mais sobre lubrificantes anais em capítulos posteriores).

# QUANDO O PROBLEMA *não* É A FALTA DE LUBRIFICAÇÃO

Existem muitos acessórios disponíveis para melhorar o sexo quando o simples lubrificante não é suficiente para resolver o problema. Um dispositivo, chamado de Estring, é um anel vaginal que faz exatamente isso. Existem também bombas vaginais projetadas para bombear mais sangue nos lábios vaginais e no clitóris e aumentar a sensibilidade na região, tornando mais fácil o orgasmo.

Ao usar qualquer um desses produtos ou acessórios, sempre siga as instruções e não faça uso deles com demasiada frequência. Além disso, fale com seu médico para ver se não são contraindicados no seu caso.

Um novo produto de que eu gosto bastante é um estimulador de clitóris chamado NuGyn Eros Therapy Device. Esse aparelhinho portátil, vendido nos Estados Unidos e aprovado pelo governo norte-americano (FDA), ajuda mulheres com dificuldade para se excitar e chegar ao orgasmo. Por meio de sucções suaves, ele intensifica o fluxo sanguíneo no clitóris e na região pélvica, não só aumentando a sensibilidade e, portanto, facilitando o orgasmo, mas também melhorando a lubrificação vaginal. Você tem que falar com seu médico sobre esse dispositivo, pois ele só é vendido com receita médica. E não se esqueça de seguir as instruções!

{ Você acha que o Viagra é coisa de homem? Está enganada! Pesquisadores testaram o pequeno comprimido azul e descobriram que ele melhorou a resposta sexual em 72% das mulheres que participaram do experimento. }

## TEST (OSTERONA)

Você talvez associe a testosterona aos homens, mas ele é um dos hormônios mais importantes para o desejo sexual, tanto dos homens quanto das mulheres. Níveis baixos de testosterona nas mulheres são uma das principais causas da falta de libido delas. Alguns estudos têm demonstrado que suplementos de testosterona, principalmente em mulheres na menopausa, aumentam o desejo e a sensibilidade sexual. Eles ainda estão em "fase de testes". No entanto, você pode conversar com seu ginecologista sobre o que já está disponível. Caso ele os prescreva, não se esqueça de perguntar sobre os efeitos positivos e as desvantagens desse tipo de tratamento e tenha cautela, caso essa seja de fato sua opção.

A principal preocupação com relação aos suplementos de testosterona é quanto às mulheres com um histórico familiar ou fatores de risco com relação a doenças cardíacas, doenças hepáticas e certos tipos de câncer, especialmente o câncer de mama. Enfatizo: converse com seu médico sobre o que é mais indicado no seu caso.

Se você está pensando em tomar suplementos de testosterona, saiba que eles estão disponíveis na forma natural e sintética, em formato de pastilhas, cremes ou supositórios.

> Dica rápida } **ESPELHO, ESPELHO MEU...**
>
> No seriado de TV *Sex and the City*, há um episódio em que as amigas de Charlotte a desafiam a pegar um espelho de mão e dar uma olhada boa, longa e apreciadora nas partes que fazem dela uma mulher. Segundo um estudo de 2010, conhecer e apreciar suas "partes femininas" pode ajudar a mulher a ter orgasmos melhores e mais fáceis.

# MERGULHANDO *fundo*

Às vezes o que afeta nosso interesse e entusiasmo sexual é algo momentâneo, e nesses casos, resolver o problema é muito menos complicado. É só uma questão de identificar o que está desviando a atenção do sexo e aprender a bloquear essas distrações. Embora esse seja um processo simples para algumas mulheres, outras podem levar algum tempo para identificar o que está provocando o problema.

## Uma questão de confiança

Minha cliente Marianne, uma editora de revistas de 25 anos, não tem problemas para atingir o orgasmo — o problema é atingi-lo com outra pessoa.

— Desde que me lembro, só consigo ter um orgasmo quando estou sozinha com meu vibrador — ela me disse. — É muito mais confortável e mais rápido. Mas, quando estou com um homem, não sei o que acontece. Eu simplesmente fico paralisada e não consigo ir adiante. É tão frustrante!

— Você finge orgasmos? — perguntei.

— Se eu realmente gosto do cara, sim, acho que finjo — disse ela. — Não sei o que há de errado comigo.

Em muitos casos, a "ansiedade do desempenho" entre quatro paredes pode decorrer de uma situação sexual do passado em que a mulher se sentiu desconfortável ao ter um orgasmo. Pode ser algo tão inocente quanto ouvir o parceiro rindo no momento errado. Pode ser algo mais grave e cruel, como um parceiro que fazia joguinhos, levando a mulher à beira do orgasmo e depois impedindo que ela fosse até o fim. No caso de Marianne, a questão provavelmente surgiu na faculdade.

— Eu morava com outras garotas — disse ela — e as paredes eram mais finas que papel. Houve um tempo em que eu tinha um namorado e acho que um dia fizemos um pouco de barulho demais. Uma das minhas colegas chatas de alojamento zombou da minha cara durante semanas. Eu já tinha me esquecido disso — ela me contou.

Sugeri que a ansiedade talvez decorresse do fato de ter "sido pega no flagra" — o que a impedia de se envolver demais no clima do sexo.

— Quando está sozinha, você tem um pouco mais de controle da situação — sugeri. — Está no comando, então sabe quanto se envolver e até onde ir, por assim dizer. Você tem mais consciência do que está acontecendo, então não é tão provável que se empolgue e exagere; além disso, pode acabar a hora que quiser.

— Acho que faz sentido — disse ela. — Mas eu realmente gostaria de acabar com isso de alguma forma. De fato gosto do cara que estou namorando agora, e gostaria de ver até onde podemos levar nossa relação. E não quero olhar para trás um dia e descobrir que o meu melhor amante foi meu vibrador!

Expliquei que, ao se convencer de que só conseguia ter orgasmos sozinha, ela estava tornando isso verdade, reforçando essa associação negativa.

— Você não tem mais contato com essa colega de quarto, mas ainda está deixando que ela afete você — eu disse. A confiança dela fora abalada, mas ela estava descontando na pessoa errada.

Sugeri que ela mostrasse o vibrador ao namorado e demonstrasse a ele como usá-lo nela usando-o em si mesma.

— Convide-o a se sentar e assistir e, enquanto estiver dando prazer a si mesma, a princípio finja que está sozinha. À medida que se envolver mais com o que está fazendo, deixe-se lentamente perceber que seu parceiro está ali, que ele quer que você compartilhe esse momento com ele e que ele deseja profundamente saber como pode fazer isso por você, quando estiver pronta.

Marianne seguiu meu conselho com o namorado, Scott. No início, ela queria que ele se sentasse do outro lado do cômodo, mas à medida que foi ganhando sua confiança, ela permitiu que ele ficasse na cama com ela, e então a beijasse e acariciasse enquanto ela própria se dava prazer e então, finalmente, assumisse o controle do vibrador. Uma vez solidificada a sua confiança, ela nunca mais teve dificuldade para atingir o orgasmo com Scott.

### Não é o que eu esperava...

Julia, uma chef de cozinha de 30 anos de idade, me disse que tinha desistido de ter orgasmos, porque tentou de todas as maneiras e nunca teve um.

— Toda essa conversa sobre a terra tremer e o céu se abrir e os anjos cantarem... nunca senti nada disso. Nem com qualquer dos meus parceiros, nem sozinha.

Querendo ser objetiva, perguntei:

— Você está me dizendo que nunca teve um orgasmo antes?

— Não sei se já tive, mas nunca senti nada que se parecesse com o que as outras pessoas ou os personagens nos filmes descrevem como um orgasmo.

Os orgasmos são sensações impressionantes, extremamente prazerosas, mas nem todos os orgasmos são iguais — e na maioria das vezes os anjos não cantam. Isso não significa que você nunca tenha tido um orgasmo. E também não significa que não possa ter orgasmos maravilhosos!

Perguntei a Julia o que ela sentia quando era estimulada sexualmente. Não sentia a excitação se acumulando, nenhum alívio depois?

— Acho que sinto um ligeiro formigamento às vezes, mas não dura muito tempo.

Expliquei que existem estágios de excitação, e que o melhor jeito de uma mulher ter um orgasmo é não ficar simplesmente deitada ali, deixando que o orgasmo aconteça por si próprio — pois, para a mulher, o orgasmo é uma coisa que é preciso buscar. Talvez você já esteja fazendo isso, mas do jeito errado.

Expliquei que ela podia aumentar a intensidade e a duração dos orgasmos com movimentos simples, técnicas de respiração, visualizações e outros métodos — tudo de que vamos tratar mais à frente neste livro!

## Problemas mais graves

Ellie me escreveu depois do meu programa de rádio e disse que não tinha orgasmos e nem tentava mais atingi-los. Contou que, durante toda a vida, atingir o orgasmo era algo muito difícil e o sexo nunca era agradável, e ela queria saber se poderia simplesmente viver sem tudo aquilo — se poderia ter um relacionamento com um homem que não ligasse para sexo, que não precisasse de sexo para ficar com ela.

Sem nem mesmo conhecer Ellie pessoalmente, eu podia sentir que havia algo mais profundo afligindo-a — seu desinteresse por sexo ia muito além do simples aborrecimento ou do fato de não conseguir chegar ao orgasmo. Senti que alguma coisa tinha acontecido a ela quando era mais jovem, algo talvez traumático, que a levara ao estado em que se encontrava no momento. Escrevi-lhe de volta, incentivando-a a procurar ajuda — a me ligar ou a consultar um terapeuta e procurar a raiz do problema.

Se você está se sentindo como Ellie, consegue identificar quando começou a ter problemas com sua libido? Aconteceu da noite para o dia ou você notou uma diminuição ao longo do tempo?

Se você tem dificuldade para atingir o orgasmo, se excita mas não consegue passar desse ponto durante a estimulação sexual, é possível que haja um problema emocional ou psicológico. Pense nisso. Você consegue se lembrar das suas primeiras experiências sexuais? Às vezes essas lembranças ficam conosco por um longo tempo e podem realmente afetar o modo como encaramos o sexo.

Se você não se sente à vontade com relação ao sexo — se sente culpa, vergonha ou tem outras emoções negativas quando se trata de sexo —, é possível que suas primeiras experiências tenham sido negativas, ou você até mesmo faça associações dolorosas que a acompanham ao longo da vida. Esse problema pode ter sido causado por abuso ou por algum outro acontecimento traumático, e não é algo que vá se curar por si só. Meu conselho é que você procure um terapeuta, sozinha ou com seu parceiro, e tente resolver isso para que possa começar a desfrutar do sexo e dos orgasmos que merece.

Você está sofrendo alguma disfunção sexual? Um estudo feito pelo Instituto Nacional de Saúde norte-americano em 1999 revelou que um número impressionante de mulheres — 43% — sofria de alguma forma de disfunção sexual. Esse estudo não esclarece se esses casos eram leves ou graves, mas, quando você pensa que quase metade de todas as mulheres não vive o sexo da maneira como podia e deveria viver, quase dá vontade de gritar. E, quando você considera todos os benefícios que essas mulheres estão deixando de aproveitar, que *você* está deixando de aproveitar, isso realmente deveria ser um incentivo para querer fazer algo a respeito! Quer se trate de conseguir uma comunicação melhor com o parceiro ou de auxiliar a mecânica do intercurso com lubrificante, acessórios ou medicamentos, é essencial chegar ao cerne da questão e encontrar uma solução. Os medicamentos, como discutiremos na próxima seção, embora sejam uma solução para algumas pessoas, para outras podem causar problemas ainda maiores devido aos seus efeitos colaterais. Mesmo a medicação que tomamos diariamente para problemas aparentemente não relacionados ao sexo pode afetar nossa vida sexual.

## DESMANCHA-*prazeres*

Se você estiver tomando antidepressivos, como Prozac ou Paxil, saiba que eles podem realmente diminuir seu desejo sexual, enquanto estabilizam seu humor. Mas não são apenas os antidepressivos que deprimem a libido. As pílulas anticoncepcionais, os remédios para pressão arterial e, ironicamente, certos tratamentos de reposição de estrógeno também são conhecidos por prejudicar os impulsos sexuais.

Isso não significa que você deva desistir de qualquer um desses medicamentos; se foram prescritos pelo seu médico é porque estão ajudando-a. Mas você pode falar com ele sobre a possibilidade de ajustar a dose ou mudar a marca do seu anticoncepcional. Nem todos os medicamentos são iguais, e o que determina se você deve tomar ou não tomar um deles é o modo como as várias substâncias reagem ao seu corpo em particular e à química do cérebro.

## Medicamentos comuns que diminuem a libido

*Aldomet.* Para a redução da pressão arterial e tratamento da hipertensão.

*Amiodarona.* Para a correção do batimento irregular do coração.

*Amitriptilina* (nome genérico). Para o tratamento da depressão.

*Antak.* Para a redução da acidez estomacal e prevenção e tratamento de úlceras.

*Digoxina.* Para regular o ritmo cardíaco e fortalecimento do batimento cardíaco.

*Fenitoína* (nome genérico). Para o controle de convulsões.

*Inderal.* Beta-bloqueador que trata angina, tremores, pressão arterial elevada, alterações do ritmo cardíaco, e problemas de circulação.

*Lítio.* Para sintomas de transtorno bipolar.

*Lopressor.* Diurético que impede o organismo de absorver sal em excesso.

*Metoclopramida* (nome genérico). Para o tratamento de azia.

*Nizoral.* Para o tratamento de infecções por fungos.

*Progesterona.* Para a regularização da menstruação e da ovulação.

*Tagamet.* Para minimizar a acidez estomacal e prevenir úlceras.

*Tegretol.* Para controlar as convulsões.

*Valium.* Para ansiedade e transtornos de ansiedade.

# RECURSOS PARA AUMENTAR
## *a libido*

Há várias medidas muito simples para você melhorar o sexo e suas chances de ter orgasmos explosivos. Eis algumas dicas rápidas e simples que você pode utilizar.

### Não fumar

Não é nenhuma surpresa que esta dica esteja no topo de qualquer lista relacionada a uma vida mais saudável! Mas as razões para não fumar, quando se trata de tentar atingir o orgasmo, são realmente muito específicas. Fumar estreita os vasos sanguíneos, o que significa menos sangue (e todas as coisas boas que ele traz) nas partes que realmente precisam dele quando você está "no clima"!

### Dar adeus ao excesso de bebidas alcoólicas

Tomar um ou dois copos de vinho para relaxar e acabar com as inibições pode ser muito bom. Mas quando você exagera e fica bêbada, não só perde a consciência das coisas que estão acontecendo ao seu redor, como também perde a sensibilidade em seu corpo quando mais precisa dela!

### Comer direito

A velha frase "Você é o que você come" realmente faz sentido neste caso. Como acontece com qualquer área da sua vida, se você come mal, empanturrando-se de alimentos industrializados, porcarias gordurosas, doces e todas as coisas que sabe ser não saudáveis, você vai ficar sem energia. Quando come direito, tem uma dieta baseada em alimentos integrais, proteína adequada, açúcares naturais, e alimentos que realmente nutrem o seu corpo, você aumenta a sua resistência. Não é tão difícil de perceber!

## Alimentos afrodisíacos

Falando sério, o que você tem a perder? Ninguém está dizendo que os alimentos considerados afrodisíacos são garantia de satisfação sexual, mas pense em experimentar alguns deles: a sensualidade das ostras, os morangos que podem ser oferecidos na boca (a sua ou a do seu amante) com a ponta dos dedos, a sedução do chantilly (especialmente em lugares inusitados), a doçura do chocolate. (Você sabia que existem substâncias químicas no chocolate que estão relacionadas à liberação sexual: o triptofano, que é um componente da serotonina, e a feniletilamina, um tipo de anfetamina liberada no cérebro quando você se apaixona?) Além disso, existem ervas que podem deixá-la excitada. O *black cohosh* (Cimicifuga racemosa) e o *dong quoi* (Angelica Sinensis) em forma de comprimidos ou líquidos, podem realmente torná-la mais, digamos, maleável...

## Exercícios

Já mencionamos que apenas vinte minutos de exercício antes do sexo podem melhorar sua experiência sexual, mas pense em toda a energia que você pode ter em todos os aspectos da vida quando se exercita regularmente. Por que com o sexo seria diferente?

## Feliz na própria pele

Exercícios físicos regulares fazem você se sentir bem porque liberam as endorfinas da felicidade em seu sangue. Também tonificam os músculos e ajudam suas roupas a caírem melhor, o que, por sua vez, faz você se sentir melhor. Afinal, o melhor potencializador sexual que existe é, sem dúvida, a autoestima. Quando você se sente bem consigo mesma, seu desejo sexual e seu prazer no sexo se intensificam e, inversamente, quando você odeia a si mesma, o sexo fica prejudicado. Vamos falar de sexo e autoestima um pouco mais à frente, assim que encerremos este capítulo.

## Agora você já sabe...

Não ter orgasmos ou o tipo de orgasmo que você gostaria não significa que haja algo "errado" com você, mas a situação pode se agravar, prejudicando sua saúde física e mental e também seu sentimento de autoestima e seu relacionamento. Não deixe que isso a assuste, mas lembre-se de que ter orgasmos é tão essencial para sua saúde e felicidade e até mesmo tão higiênico como, por exemplo, escovar os dentes.

Agora que você está ciente dos principais redutores do desejo sexual, e está prestes a derrubar todas as barreiras entre você e seu êxtase, é hora de pôr as mãos na massa! No restante deste livro, vamos focar as técnicas – montes delas. Porque, convenhamos, sua felicidade não depende disso?

PARTE DOIS

# Libere o
# p

# O seu poder

Agora que você conhece todos os benefícios mágicos que os orgasmos podem proporcionar, é hora de ter alguns! Você deve desejá-los diariamente e deve tê-los com essa frequência. Se tem tempo para tomar um banho, então também pode encontrar tempo para ter um orgasmo. Ei, você pode até ter um orgasmo durante o banho! Nesta seção, vamos mostrar como fazer isso, além de dar várias dicas rápidas para tornar seus orgasmos mais fáceis e melhores.

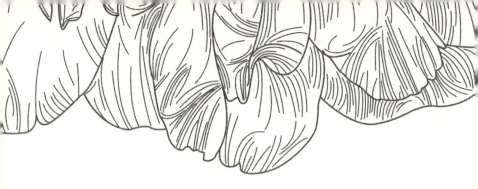

CAPÍTULO 4

# ORGASMO – QUANTAS POSSIBILI-DADES!

> *"Freud, brilhante como era, definiu apenas dois tipos de orgasmo feminino – o vaginal e o clitoriano. Para mim, isso é como dizer que a terra é plana!"*
> — ANNIE SPRINKLE, GURU DE SEXO

Ex-atriz pornô e verdadeira sábia sexual, Annie Sprinkle viveu e respirou sexo toda a vida. Então, é claro que, se existe alguém que conhece todas as maneiras de se chegar ao orgasmo e como atingi-lo com frequência, essa pessoa é ela! Mas, adivinhe, o mesmo vale para você! E é disso que trata este capítulo.

Lembre-se de que o órgão sexual mais importante de uma mulher está entre as orelhas e não entre as pernas. E que mesmo uma mulher paraplégica é capaz de ter orgasmos, graças à maneira surpreendente como a natureza projetou nosso corpo. Então, como os orgasmos, em sua maioria, são regulados pela mente, como sabemos agora, você é capaz de imaginar como a mulher é incrivelmente orgástica? Pense nisso. Se você pode se concentrar no seu cérebro para vivenciar e explodir com todas as sensações, se você pode ir além, deixando de considerar o orgasmo como um simples reflexo do seu corpo à estimulação e passar a vê-lo como um estado de espírito belo, imagine o que essa nova maneira de pensar pode fazer pelo seu corpo. Esteja preparada, porque todas as possibilidades maravilhosas deste capítulo com certeza vão surpreendê-la!

Todos nós sabemos o quanto a mente pode ser poderosa quando se trata de *não* ter um orgasmo. Se estamos estressadas com a falta de dinheiro ou com a criação dos filhos, se não estamos nos sentindo conectadas com nosso parceiro, é quase impossível chegar ao clímax quando os problemas da vida tornam-se obstáculos ao orgasmo. Mas... quem disse que esse poder não pode ser revertido em nosso benefício? Que o poder do cérebro para controlar nossa resposta sexual não pode ser usado para o bem?

Estudos comprovam que a maneira como uma mulher se sente com relação ao seu relacionamento exerce uma influência direta sobre a força, a intensidade e a frequência dos seus orgasmos. Em estudos que usaram a ressonância magnética para mapear a resposta fisiológica de uma mulher ao orgasmo, provou-se que, quanto maior o amor pelo parceiro, mais fortes e mais fáceis de atingir são os orgasmos. Quanto mais a mulher está focada no momento, envolvida em algo em que ela realmente acredita, mais bem-sucedido é o sexo. Faz de fato muito sentido!

Neste capítulo, vamos descrever com detalhes esclarecedores todos os orgasmos que o corpo de uma mulher é projetado para ter. Nós todas conhecemos os mais comuns (clitoriano, vaginal, do ponto G), mas e o que dizer do orgasmo anal, dos mamilos ou dos seios? E os orgasmos sem nenhum contato físico? Continue a leitura para conhecer todas essas possibilidades deliciosas!

> Você sabia que exercícios de aquecimento podem aumentar a intensidade de sua experiência sexual? Um estudo recente provou que vinte minutos de atividade física antes do sexo podem melhorar seu desempenho e aumentar o seu quociente de prazer!

## *Eletricidade* CORPORAL

Annie Sprinkle comentou sobre os estudos que têm sido feitos sobre a sexualidade feminina: "Embora essas pesquisas sejam importantes, são o mesmo que equiparar a VIDA a batimentos cardíacos, fluxo sanguíneo e glândulas sudoríparas". Eu não diria melhor. Sim, claro que é importante conhecer a fisiologia para saber como as coisas funcionam. Mas há muito mais a investigar.

Leah, ouvinte de um dos meus programas de rádio, uma vez me ligou para perguntar:

— Ouvi dizer que é possível ter orgasmos em partes do corpo diferentes dos de sempre. É verdade? E se for, esses orgasmos são diferentes daqueles a que estamos acostumadas?

Como eu disse, não existem dois orgasmos iguais. Todos diferem em intensidade e duração, embora a essência da sensação seja praticamente a mesma: o formigamento incrível e a liberação gloriosa. Então, ao ter orgasmos em outros lugares, você ainda assim desfruta desses maravilhosos elementos do orgasmo. O modo como você vai senti-los varia de acordo com o lugar onde ele ocorre.

Lembre-se sempre de que o orgasmo é controlado pela mente. Saiba que não importa onde ocorra o orgasmo, é essencial não apenas começar o estímulo e esperar ele vir. A excitação — e nas mulheres isso significa física, emocional e psicologicamente — é o segredo. O tempo médio para uma mulher chegar ao clímax é 21 minutos. Você sabe qual é o tempo médio para uma mulher excitada atingir o clímax? De impressionantes 3 a 5 minutos! Vamos falar mais sobre isso nos próximos capítulos deste livro, mas enquanto você lê sobre todas as maneiras maravilhosas pelas quais seu corpo foi preparado para o prazer, saiba que todo o poder para atingir orgasmos "elétricos" reside em você.

Quando você começa a pegar prática e a ter orgasmos, descobre que fica mais fácil se excitar quando está no clima — mesmo quando não é você que está no clima, mas o seu amante. Considere a minha experiência, por exemplo. Tenho orgasmos regularmente faz uns bons 20 anos, talvez 25. Para mim, não é preciso muito tempo para chegar ao clímax, mesmo que eu não esteja muito no clima. Às vezes, se meu marido quer sexo e eu não estou muito a fim no momento (porque, como você, eu tenho um filho, contas para pagar e outras formas de stress na minha vida também), eu cedo mesmo assim. Para mim, mesmo quando estou desanimada, consigo me animar em questão de minutos.

E não sou só eu. Tenho muitas amigas e clientes que conseguem se excitar rapidamente porque treinaram o cérebro para se excitar depressa. Eu já disse e continuo dizendo: você tem que praticar. Quanto mais praticar ter orgasmos (o que, felizmente, significa quanto mais você tiver orgasmos), mais orgasmos vai ter — e sem que seja necessário investir muito tempo ou esforço para chegar "lá". Você só tem que continuar praticando!

## O *orgasmo* CLITORIANO

Para a maioria das mulheres, a maneira mais fácil de atingir o orgasmo é por meio da estimulação do clitóris. Naturalmente, faz todo o sentido. Ao contrário de outras áreas da anatomia feminina, o clitóris tem uma única finalidade: proporcionar-lhe prazer. Na história da ciência, não há nada que mostre que o clitóris seja projetado para outra coisa.

Falamos sobre o clitóris no primeiro capítulo — do que ele é composto, em que lugar ele fica na vulva e como funciona. A estimulação do clitóris pode ser feita de inúmeras maneiras, até mesmo durante a penetração. Os métodos são amplos e sua eficácia realmente depende de cada mulher. Algumas gostam de uma estimulação direta e mais intensa no próprio clitóris, enquanto outras preferem movimentos mais leves e fluidos. E ainda há mulheres que respondem melhor à estimulação "em torno da região", o que significa que não gostam de um contato direto no clitóris. Todas essas preferências são normais. Todas são válidas. Não há um jeito errado de estimular ou ser estimulado, e nós vamos ter mais exemplos nos próximos capítulos de dicas e truques para se ter orgasmos.

Como qualquer outro orgasmo, o clitoriano pode ser leve ou intenso. A sensação pode ser localizada num ponto ou pode se espalhar por todo o corpo. Pode ser sentida profundamente ou apenas na superfície, e pode durar de 10 a 60 segundos, e às vezes mais.

O orgasmo clitoriano pode ser o único tipo de orgasmo que uma mulher tem a vida toda, ou pode ser uma porta de entrada para outros tipos. Mais uma vez, ele realmente depende de cada mulher e do que funciona para ela.

Minha amiga Amanda tem 38 anos de idade, é divorciada e está com o mesmo parceiro, Jack, há quase dois anos. Ela me contou que de vez em quando ele é mais ousado na cama do que ela e está sempre incentivando-a a tentar coisas novas. Amanda diz que está aberta para experiências sexuais, mas que é perfeitamente feliz com orgasmos clitorianos.

— Parece que Jack sempre vem para a cama com novas ideias — ela me disse. — Toda vez que ouve falar de algo novo, quer experimentar imediatamente comigo. Eu não ligo de encenar várias fantasias e pôr em prática as novidades que ele quer experimentar. Por exemplo, outro dia ele voltou para casa com uma caixa de lenços de seda e quis me amarrar. Achei legal. Fiquei realmente excitada. A não ser por uma coisa: quando eu estava totalmente amarrada, ele me disse que queria que eu gozasse de outra forma, com sexo anal! Não me senti nem um pouco confortável com a ideia, então ele acabou desistindo, pelo menos dessa vez, mas ficou um pouco desapontado comigo por eu não querer expandir as possibilidades. Há algo errado comigo? Preciso gozar de outra maneira? Já estou muito satisfeita com a forma como tenho orgasmos. Como fazê-lo entender isso?

Eu disse a ela, como profissional e amiga, que a única maneira de levá-lo a entender alguma coisa era conversando a respeito.
— Seria ótimo se você tentasse coisas novas, é claro — eu lhe disse. Mas ela também precisava se sentir o mais confortável possível com o sexo e com o que estava acontecendo, visto que essa era a única maneira de realmente apreciar o sexo. — Você pode gozar do jeito que quiser — falei. — Então, se estiver satisfeita com a maneira como está gozando agora, tem que dizer isso a Jack em vez de esperar que ele adivinhe; precisa se expressar verbalmente. No entanto, não descarte de imediato o que ele está tentando experimentar com você. Concentre-se nos pontos positivos. Descreva para ele como você chega ao orgasmo quando ele faz todas aquelas coisas maravilhosas e como ele faz você se sentir. Enfatize que está realmente satisfeita, e explique como o sexo é bom entre vocês. E que você está aberta para experimentar coisas novas, mas por ora, está se sentindo um pouco pressionada.

Amanda aceitou meu conselho e teve uma conversa com Jack. Ele entendeu e prometeu tentar não pressioná-la a experimentar coisas que não a deixavam à vontade. E ela acrescentou algo por conta própria:

— Disse a ele que, quando me sentisse aberta para experimentar coisas diferentes, eu o avisaria. Na verdade, eu mesma tenho algumas ideias. Sinto que, agora que não sou mais pressionada, realmente tenho mais ideias acerca de algumas coisas não convencionais que podemos experimentar.

Depois houve outra mulher, Jessica, que costumava ligar para meu programa com tanta frequência que nos tornamos amigas "no ar". Jessica era uma daquelas mulheres de sorte que sempre conseguia ter orgasmos sem fazer esforço. De fato, chegar ao orgasmo lhe era tão fácil que ela ficou chocada ao saber que outras mulheres às vezes tinham dificuldades para tê-los.

— Para mim é literalmente como espirrar! — ela se gabou certa vez em um programa sobre mulheres com dificuldade para ter orgasmos (para desgosto das outras ouvintes). Eu a desafiei, brincando:

— Se você é realmente uma perita no assunto, por que não conta para nossas ouvintes sobre todos os tipos de orgasmos que você tem e como consegue tê-los?

— Bem — disse ela, confiante e talvez um pouco presunçosa. — Eu tento, não importa em que posição esteja, sempre receber "muuuuuita" estimulação no clitóris. Na verdade, se eu realmente quiser gozar rapidamente, fico por cima, inclino-me para a frente, e me esfrego no meu namorado, enquanto ele está dentro de mim. Também mexo os quadris com bastante vigor.

— É um bom conselho — eu disse. — Mas como você tem outros tipos de orgasmo? Todos os outros tipos?

— Todos os outros tipos? — ela perguntou. — Ah, entendi. Você está se referindo aos intensos ou prolongados ou os que são só um formigamento leve ou...

— Não — eu a desafiei. — Quero dizer, *onde* você tem seus outros orgasmos. Eles são vaginais? Anais? Você tem orgasmos do colo do útero?

Ela fez uma breve pausa e então respondeu:

— Só no clitóris, eu acho.

Eu decidi me divertir um pouquinho com minha amiga.

— Quer dizer que você nunca teve um orgasmo ao ser estimulada em qualquer outro lugar além do clitóris?

— Hmm... não. Acho que não.

— Ótimo! — eu disse. — Então, o próximo programa que farei será para você. Porque você está realmente deixando de aproveitar todo um mundo de orgasmos e acho que vai se surpreender!

E agora eu vou surpreender você.

# O *orgasmo* VAGINAL

Há uma escola de pensamento que acredita que o orgasmo vaginal é simplesmente um orgasmo clitoriano expandido. Lembre-se de que o clitóris se estende para baixo (pense no "ossinho da sorte" do frango). Alguns acreditam que um orgasmo vaginal, então, é apenas a sensação irradiando-se para baixo da área principal.

Mas você se lembra de todos os nervos de que falamos, que estão na verdade dentro da vagina, pelo menos no terço inferior, inseridos a partir da entrada? Para algumas mulheres, esse feixe de nervos não serve apenas para sentir o pênis do parceiro entrar e sair. Para algumas, quando essa área é estimulada durante a penetração, o orgasmo é possível. Lembra-se de que um pequeno número de mulheres é capaz de atingir o orgasmo apenas através do sexo, sem qualquer estímulo adicional? É por isso.

Em meu trabalho, descobri todos os tipos de orgasmos interessantes de que as mulheres são capazes, e acredito firmemente que você pode aprender a ter qualquer tipo de orgasmo que deseje. Para algumas mulheres, o orgasmo é algo tão simples quanto uma resposta automática; para outras, é mais uma resposta aprendida.

Para *aprender* a ter um orgasmo vaginal, um orgasmo gerado na área vaginal e no colo do útero, eu recomendo bastante autoestimulação. Vamos mais fundo nesse assunto no próximo capítulo, mas vou dar uma "palhinha" aqui.

Quando você der prazer a si mesma, evite qualquer contato com o clitóris. Quero que comece a conhecer sua vagina. Quando você se tocar, concentre-se no canal vaginal e tente encontrar o ponto G (ver página 95).

Além disso, preste atenção à sua zona EFA (a zona erógena do fórnix anterior), a parte mais profunda da vagina, que está localizada depois do ponto G e acima do colo do útero, onde a vagina começa a fazer uma curva. Você pode encontrá-la inserindo um dedo ou dois ao longo da parede superior da vagina e atingindo seu ponto mais profundo. Considere que o canal vaginal tem só cerca de sete ou oito centímetros de comprimento, portanto não é tão longo quanto a maioria dos seus dedos. Insira o dedo ou os dedos na vagina, e empurre para cima suavemente, até encontrar o colo do útero. Você saberá quando chegar ao colo do útero porque ele é mais redondo e firme do que o resto da vagina. Logo acima do colo do útero está a zona EFA, que é um pouco esponjosa.

Pressione a zona EFA. Massageie-a e veja se é agradável para você. Você sente alguma lubrificação proveniente dessa área? O EFA é responsável pela lubrificação da vagina.

Massageie o ponto G e essa área, uma depois da outra, e veja se consegue ter um orgasmo vaginal em resultado da estimulação em uma ou em ambas as áreas.

> Dica rápida } **SUGESTÕES ESPECIAIS PARA O ORGASMO VAGINAL**
>
> - Estimule-se primeiro com os dedos e depois estimule o primeiro terço da vagina. Insira os dedos bem lubrificados e movimente-os para dentro e para fora e em círculos.
> - Em seguida, usando uma cápsula vibratória*, continue a mesma estimulação. Alterne os dedos e a cápsula e, não importa o quanto você se sinta tentada a estimular o clitóris, não faça isso! Pratique regularmente por um período mínimo de um mês ou até aprender a tornar essa região mais sensível.

---

\* As cápsulas vibratórias são minivibradores utilizados para estimulação vaginal ou anal, utilizadas externamente, sem introdução, porém existem modelos próprios para tal. Seu uso é mais comum entre as mulheres por serem discretas, silenciosas e delicadas. (N. da T.)

- Agora, estimule o ponto G com os dedos ou um acessório. Mais uma vez, evite o contato com o clitóris, algo que você vai querer fazer até aprender a transformar essas regiões em outros pontos quentes do orgasmo. É preciso prática, mas você pode conseguir!
- Durante a relação sexual, direcione o pênis de modo que ele acabe massageando o ponto G.
- Fazer exercícios Kegels durante o sexo pode aumentar a chance de você ter orgasmos vaginais.
- Deitada de costas, introduza na vagina um vibrador liso de quinze centímetros, como o My First Vibe, e ligue-o. Em seguida, basta relaxar. Não se mexa, e veja como isso pode "despertar" sua vagina enquanto você está deitada, sentindo as sensações e pensando sobre o que está sentindo e *como* está sentindo.
- Tente incorporar mais carícias no interior da vagina antes da relação sexual. A estimulação pode aumentar suas chances de ter um orgasmo vaginal.

## O *orgasmo* DO PONTO G

O orgasmo do ponto G é uma fonte de controvérsia quase constante. Alguns pesquisadores acreditam que esse tipo de orgasmo não existe. Outros acreditam que é um dos tipos mais significativos de orgasmo que uma mulher pode ter. E há um burburinho em torno do orgasmo do ponto G mesmo entre quatro paredes. Algumas mulheres nunca tiveram um e sentem-se frustradas por causa disso. Outras já quase o tiveram, mas entraram em pânico porque, quando estavam prestes a atingir o orgasmo, tiveram a sensação de que iam fazer xixi no parceiro! E depois há a questão real da secreção, que preocupa as mulheres. Sim, há mulheres que podem ejacular. E, sim, não se trata de algo tão comum quanto outras reações ao orgasmo. Mas é perfeitamente natural e pode ser maravilhoso. Não é estranho, é "especial". Mas vamos entrar nesse assunto daqui a pouco. Primeiro, vamos falar do ponto G propriamente dito.

O ponto G, diminutivo de ponto Grafenberg, foi descoberto na década de 1940 pelo ginecologista alemão Ernst Grafenberg, que realizava estudos relacionados à diferença entre a estimulação da uretra e a estimulação da parede vaginal. O que o dr. Grafenberg descobriu foi que havia de fato alguma coisa acontecendo ali dentro da vagina, mas na parede oposta. Embora pudesse ser sentido através da vagina, nessa área específica, esse local com formato de feijão era na verdade algo separado e que, quando estimulado, podia desencadear orgasmos nas mulheres. O dr. Grafenberg sentiu que havia se deparado com algo importante, mas foi só nos anos 1980 que a descoberta ganhou um nome.

Desde então, há uma especulação quase constante em torno dessa região da genitália feminina, com alguns cientistas e pesquisadores acreditando que ela faz parte da vagina, e outros, que ela é um componente do clitóris. Alguns têm medo de que a existência do ponto G possa colocar outro nível de pressão e de stress sobre as mulheres para atingirem o orgasmo (como Amanda), complicando a vida delas em vez de facilitar. Outros ainda têm defendido o ponto de vista de que não existe essa coisa de ponto G, e insistem em que afirmar o contrário só dá carta branca para que empresários do sexo tirem proveito das massas, prometendo uma nova técnica que pode nunca funcionar. Essas pessoas nunca tiveram um orgasmo do ponto G.

Como qualquer outra coisa que vou ensinar neste livro, essa experiência orgástica é algo que pode ser absolutamente fantástico se você estiver aberta a ela. Se não estiver, tudo bem. Não é o caso de dizer "Você não vai saber o que é viver enquanto não tiver um orgasmo do ponto G!" Isso nem por sombras é verdade. Mas se você quiser experimentá-lo, saiba que o ponto G existe (ele foi chamado de "próstata feminina", enquanto ironicamente a próstata masculina tem sido chamada de "o ponto G masculino"), é incrivelmente sensível, mas você pode precisar sair do seu nível normal de conforto para alcançá-lo.

A fim de alcançar um orgasmo do ponto G, uma penetração firme e direta é essencial. Lembre-se de que o ponto G está aproximadamente a cinco ou oito centímetros da entrada da vagina, na parede frontal superior, mas está a cerca de um centímetro da superfície. Assim, enquanto uma leve carícia no clitóris pode ser estímulo suficiente, não vai ser suficiente para que você chegue a um orgasmo no ponto G. Se você ou seu parceiro usarem um dedo (ou dois) ou um vibrador específico para o ponto G, um aparelho com uma ponta especialmente curvada, projetado para atingir o ponto certo quando inserido, uma pressão firme é o segredo! Vamos apresentar técnicas mais específicas ao longo do livro.

## Wet'n Wild

Alexa ligou para o meu programa de rádio e disse:

— Esperei muito tempo para ter relações sexuais com meu novo namorado e depois, quando finalmente tive, esqueci de contar que às vezes eu ejaculo. Sou uma dessas mulheres que têm ejaculação. Quando isso aconteceu, ele ficou tão atordoado que acho que pensou que fiz xixi nele. Como posso lhe explicar isso? Não temos falado muito sobre o acontecido e não tivemos relações sexuais novamente.

Eis uma coisa sobre o orgasmo do ponto G: às vezes ele provoca um fenômeno conhecido como "ejaculação feminina" ou "esguicho". Isso acontece com um número razoável de mulheres, tem a ver com a estimulação do ponto G, e não tem nada a ver com fazer xixi. Mas as mulheres às vezes se preocupam que seja esse o caso, porque a pressão que se acumula um pouco antes de um orgasmo é bastante semelhante à pressão que você sente um pouco antes de fazer xixi, e o alívio que ele causa pode dar essa mesma impressão.

Eu disse a Alexa que, antes de tudo, era importante que isso não fosse uma "surpresa" para o namorado, que ela lhe explicasse antecipadamente o que estava acontecendo. Eu também lhe disse que, se ele tivesse alguma dúvida, eles podiam me procurar juntos. Posso salvar algumas de vocês que têm esse tipo de problema!

A ejaculação feminina não é urina. Como a versão dos rapazes, o que sai de nós tem traços de urina, mas isso é simplesmente devido ao caminho que faz (pense nisso). Na verdade, é mais parecido com o sêmen do que qualquer outra coisa, embora não seja a mesma coisa. Basicamente, é um fluido produzido pelas glândulas parauretrais, também conhecidas como "glândulas de Skene". Em pequenas quantidades, ele é semelhante ao muco, mas, quanto mais abundante, mais claro e fino se torna.

Durante a estimulação do ponto G, o tecido circundante se expande graças ao fluido e a liberação orgástica simplesmente libera esse líquido.

O volume de líquido liberado também costuma assustar alguns homens. Janelle me escreveu sobre ele numa de minhas colunas: "Você tem alguma dica sobre como não molhar tanto os lençóis?"

Tenho sim! Na verdade, existem produtos apenas para esse tipo de coisa. Não vou falar deles, especificamente, aqui, mas posso adiantar que existem cobertores, mantas e até travesseiros com forros impermeáveis e de fácil limpeza (que também podem ser posicionados para melhorar a experiência) e ajudam você a manter sob controle essa situação um pouco "escorregadia". Você também pode comprar um protetor de colchão impermeável para tornar sua vida mais fácil!

Não importa o que decidir, não deixe que um pouco de umidade iniba você e atrapalhe um dos orgasmos mais incríveis do mundo!

# O *orgasmo* DO COLO DO ÚTERO

O colo do útero é a porta de entrada para o útero e, se manipulado corretamente, também uma potencial porta de entrada para o prazer! E por ser a parte mais profunda da vagina, é também onde você pode experimentar os seus orgasmos mais profundos. Mas a maioria das mulheres nunca pensou que esse seria um lugar orgástico. Por quê?

Em primeiro lugar, principalmente no caso de mulheres que tiveram bebês, chegamos a pensar nele como uma espécie de "medidor" — "Seu colo do útero está dilatado quatro centímetros!" Às vezes tem a ver com a estimulação imprópria do colo. Certamente todas nós passamos pela situação em que nosso parceiro atinge uma penetração extremamente profunda, bate a cabeça do pênis contra nosso colo e tudo o que conseguimos pensar é na dor e no desconforto. Mas há uma razão para você sentir isso tão intensamente: o colo do útero tem deliciosas terminações nervosas e, quando devidamente estimulado, pode produzir um orgasmo como nenhum outro.

Podemos achar que a ideia do colo do útero ser uma zona de orgasmo é uma novidade, mas é algo que os antigos sabiam e aproveitavam. Não acredita em mim? Dê uma olhada em algumas das descrições e ilustrações do Kama Sutra e diga-me se não havia um motivo para algumas daquelas posições malucas que permitiam uma penetração absurdamente profunda!

Anne foi uma cliente minha que estava interessada em experimentar orgasmos do colo do útero, porque tinha certeza de que já os tinha sentido antes.

— Não foi como qualquer outro orgasmo que já tive — explicou ela. — Foi muito intenso e profundo, e aconteceu mais no meu abdômen inferior. Foi mais para cima do que o habitual. Foi incrível — contou ela –, mas não tenho ideia de como consegui tê-lo e como posso ter outro igual.

Perguntei se ela tinha certeza de que era cervical, que não era um orgasmo do ponto G ou do clitóris.

– De jeito nenhum – assegurou. – Eu já tive esses tipos de orgasmos antes e esse foi, sem a menor dúvida, diferente de qualquer coisa que eu já tinha experimentado.

Então, Anne e eu analisamos essa experiência, tentando descobrir exatamente o que foi que causou uma sensação tão diferente nela.

– Eu me lembro de que foi depois do meu namorado e eu estarmos transando há um tempo. Eu me lembro de estar realmente excitada e molhada, e tudo o que ele estava fazendo, bem, estava fazendo certo. Só que não estamos mais juntos – disse ela.

– Não se preocupe – eu lhe assegurei. – Você pode tentar conseguir esse orgasmo novamente com um pênis de borracha "realista", que se assemelhe ao membro do seu ex. (E, sim, eles fazem pênis de borracha que parecem incrivelmente reais e são realmente chamados de "realistas".) Tão realistas que geralmente são guardados atrás do balcão nas lojas, e você precisa pedir para vê-los.

– Quando você adquirir o seu Realista, resista à tentação de usá-lo imediatamente – eu disse a ela. – Certifique-se de primeiro dar prazer a si mesma com os dedos ou até mesmo com um vibrador, para ficar excitada, molhada e pronta. Em seguida, pegue o Realista e insira-o. Use o pênis de borracha para massagear levemente o colo do útero e em torno dele, a fim de tentar descobrir o que é agradável e o que não funciona.

Anne adquiriu seu Realista e, em seguida, seguiu minhas instruções. Algumas semanas depois, ela me contou que tinha sido bem-sucedida.

– No começo não funcionou tão bem – disse ela. – Eu me espetei algumas vezes e não era tão bom quando eu atingia a parte de cima ou o meio do colo. Mas então reposicionei meu novo "amigo" de modo que ele batesse no colo do útero, e senti uma sensação incrível.

Poucos meses depois, Anne arranjou um novo namorado e, logo que se sentiu mais à vontade com ele, ela lhe mostrou, com o Realista, o que ele deveria fazer com o seu próprio membro. Funcionou como mágica.

— Durante o sexo, ele às vezes mira essa área, que é meio difícil de atingir às vezes, mas ele tenta; e quando consegue, é simplesmente maravilhoso!

As melhores posições na relação sexual para uma mulher atingir o orgasmo do colo do útero são aquelas em que a penetração é mais profunda. A posição em que a mulher fica por cima funciona às mil maravilhas. A posição "papai e mamãe" pode funcionar também, com um travesseiro debaixo do bumbum dela para mudar o ângulo corretamente. Veremos mais possibilidades em capítulos posteriores, quando chegarmos às posições e variações, mas a coisa mais importante a lembrar é a questão do "impulso". É essencial que a estocada não seja nem muito rápida nem muito agressiva. O pênis deve tocar levemente o colo do útero, e não se chocar contra ele!

Dica rápida } **DICAS PARA TER ORGASMOS DO COLO DO ÚTERO**

- Peça ao seu parceiro para tentar atingir delicadamente o fundo do colo do útero durante o sexo.
- Usando um vibrador ou pênis de borracha, toque levemente as diversas áreas do colo do útero para descobrir se sente algo agradável.
- Certifique-se de encontrar sua zona de conforto. A maioria das mulheres que conheço acha mais confortável ser estimulada na parte inferior do colo do útero em vez da parte superior ou da média.

# O *orgasmo* ANAL

Como a vagina, o ânus também é cheio de terminações nervosas e, tanto para as mulheres quanto para os homens, essas terminações nervosas podem propiciar orgasmos. A maioria dos especialistas acredita, no entanto, que os orgasmos anais devam-se à proximidade entre o ânus e o clitóris nas mulheres e a próstata nos homens.

Lembre-se de que o clitóris se estende para baixo (o ossinho da sorte de novo) e suas bordas ficam perto do ânus, o que significa mais sensibilidade para as mulheres.

Se você não se sente confortável com o sexo anal, tudo bem. Ele não agrada todas as pessoas. Além disso, apenas uma pequena porcentagem de mulheres é capaz de ter um orgasmo através unicamente do sexo anal. Não é fácil, mas não é impossível. Embora seja mais comum que a mulher tenha um orgasmo anal através das carícias no ânus. Além disso, em muitos casos, o sexo anal é um catalisador para outros tipos de orgasmos.

Cheryl era uma mulher que costumava ligar para meu programa com frequência. Ela admitiu que gostava de fazer sexo anal às vezes e, quando fazia, sempre atingia um forte orgasmo. Um dia, pedi a ela para contar o que sabia ao resto do público e dar algumas dicas sobre como ter grandes orgasmos anais.

— Não vou dizer que adoro sexo anal — disse ela —, mas meu namorado gosta, então eu cedo às vezes. Ele é muito gentil, e sempre usa um preservativo e bastante lubrificante. Basicamente, nós ficamos na posição "cachorrinho", mas eu tenho completo controle da situação.

Ela continuou contando ao público que ficava no controle o tempo todo e comunicava verbalmente o que ele precisava saber: mais devagar, mais rápido, está doendo, pare, continue etc.

— Mas meu orgasmo, na verdade, não é resultado de nada disso — disse ela. — O que realmente me faz gozar é pensar que estou sendo indecente, que sou uma menina muito pervertida por deixar meu homem fazer isso comigo. Quanto mais penso nisso, mais excitada eu fico. Então, na verdade, não é uma questão de posição ou do movimento para dentro e para fora, ou qualquer estímulo físico. — O que fazia Cheryl gozar durante o sexo anal era a estimulação da mente.

— Preciso pensar nisso apenas alguns minutos para chegar ao clímax — disse ela. — Eu começo a gozar como louca e parece um orgasmo no clitóris, mas eu consigo senti-lo em todos os lugares!

## Conheça os Riscos

O sexo anal pode ser maravilhoso quando feito corretamente, mas é considerado um comportamento muito arriscado pelos médicos. Faça o que fizer, não aja levianamente. Primeiro, leia sobre o assunto com seu parceiro, fiquem a par dos riscos e conversem a respeito. Aqui estão alguns fatos que vocês devem saber:

- Os preservativos são mais propensos a se romper durante o sexo anal do que durante o sexo vaginal. Por essa razão, é preciso ter muito cuidado. Certifique-se de que o lubrificante que está usando não irá danificar o preservativo (ver página 67) e não se esqueça de usar o suficiente para assegurar uma entrada bem escorregadia.
- O fino revestimento do reto é mais propenso a permitir que o vírus HIV entre no corpo, por isso é tão importante conhecer o parceiro e também seu histórico sexual. Vocês podem até fazer exames de HIV antes de embarcarem no sexo anal.
- Nunca façam sexo anal embriagados ou sob a influência de drogas. Se você não puder estar no controle de si mesmo, não poderá estar no controle da situação.

- Vá devagar. Comece colocando um dedo primeiro e depois um acessório pequeno. Vá se acostumando aos poucos até permitir a penetração do pênis.
- Sempre use muito lubrificante. Deslizar com facilidade é o segredo aqui. Quanto menos lubrificante houver, mais chances há de a camisinha se romper, assim como os tecidos delicados do ânus, causando fissuras anais.

## *Orgasmos* DOS SEIOS E DOS MAMILOS

Você já ouviu alguma amiga dizer que consegue chegar ao orgasmo apenas com carícias nos seios e mamilos? Ou isso já aconteceu com você?

Minha cliente Sheila me procurou um dia, depois de conversar com uma colega de trabalho, para me dizer que não podia acreditar no que a moça lhe dissera.

— Beth tem uma tendência a exagerar, se é que você me entende — disse Sheila. — Ela exagera a importância das suas contribuições no escritório e parece sempre levar mais crédito do que merece pelo trabalho que sua equipe realiza. Então, quando ela me disse, depois de alguns drinques, que só precisava de algumas carícias nos seios para chegar ao clímax, eu evidentemente achei que ela estava exagerando. Mas, quando perguntei a amigas minhas, algumas disseram que tinham passado pela mesma experiência, enquanto outras tinham a mesma opinião que eu: isso era mentira pura. É possível ter um orgasmo só com carícias nos mamilos e nos seios?

É claro que sim! Pode não acontecer o tempo todo, mas, quando você considera todos os ingredientes necessários para um orgasmo

— terminações nervosas, estímulo e um estado de ânimo pronto para "chegar lá" –, percebe que isso é possível.

Algumas pessoas têm mamilos muito sensíveis, e garantem que, quando eles são estimulados – com beijos, carícias, beliscões –, isso pode levá-las ao orgasmo quando outros fatores estão em jogo; ou seja, quando elas próprias ou o parceiro estão acariciando também outras regiões mais abaixo com a mão ou brinquedinhos sexuais (ou, no caso de haver um parceiro, boca, lábios e língua). Ter um orgasmo do mamilo, às vezes chamado por brincadeira de "mamilorgasmo", exige concentração e foco – ou seja, é preciso usar ao máximo o cérebro para colocar toda a ênfase orgástica nos mamilos e nos seios. Se seu cérebro está se concentrando em coisas que estimulam seu orgasmo, enquanto seus mamilos são acariciados, você pode realmente conseguir fazer uma ligação subconsciente entre os dois e, por fim, começará a ter orgasmos simplesmente através da estimulação dos mamilos e dos seios!

Portanto, na realidade, esse pode ser mais um "orgasmo sensorial" (veja abaixo), mas não deixa de ser um orgasmo que você pode alcançar como qualquer outro. Vou dar algumas dicas e truques em outros capítulos deste livro. (Ah, e uma curiosidade: alguns homens têm mamilos muito sensíveis também, então uma coisa que você pode tentar com o seu parceiro, quando estiverem em busca de novas aventuras entre os lençóis, é propiciar "mamilorgasmos" um ao outro.)

## *Orgasmos* SENSORIAIS

Algumas mulheres conseguem atingir o orgasmo quando tocadas em qualquer região do corpo que não sejam os pontos quentes óbvios do orgasmo, exatamente como explicamos anteriormente com relação aos orgasmos dos seios e dos mamilos. Em vez de um orgasmo concentrado numa pequena área, elas usam o cérebro e seu foco orgástico para ter um orgasmo apenas ao serem tocadas.

Isso realmente aconteceu comigo durante uma massagem. Lá estava eu, sobre uma maca, com todo o stress e as tensões da minha vida sendo tirados de mim por um par de mãos muito firmes e habilidosas. Enquanto a tensão era liberada, eu podia sentir outra sensação crescendo dentro de mim, uma sensação de excitação. Eu realmente tive um orgasmo, deitada de barriga para baixo, ali mesmo na mesa de massagem. Foi incrível! É claro que eu não disse à pessoa que estava trabalhando em mim o que aconteceu. Tentei disfarçar, fingindo espirrar e depois me ajeitando na maca após o ocorrido. Pode ter sido um pouco embaraçoso, mas fiquei emocionada ao saber que era possível. Até perguntei a amigas e clientes e descobri que coisas semelhantes haviam acontecido com elas, que outras mulheres também tinham sido capazes de chegar ao orgasmo sem ter qualquer um dos locais habituais estimulados. É raro, mas não é impossível, e vamos analisar isso mais fundo à medida que avançamos.

## "Micro-orgasmos"

Annie Sprinkle é uma defensora dos orgasmos sensoriais, e acredita que eles possam acontecer diariamente em uma escala menor. Ela chama esses tipos de orgasmo sensorial de "micro-orgasmos" e, de acordo com Annie, "O orgasmo está dentro de nós... Se simplesmente pararmos e focarmos a energia erótica do nosso corpo, e visualizarmos o fluxo orgástico dentro de nós, podemos sentir fisicamente as ondas pulsantes do orgasmo através do nosso corpo e a tensão e libertação num nível muito sutil". Ela explica que podemos canalizar um espirro em um orgasmo. Até mesmo quando temos um calafrio, podemos reorientar essa sensação. Ao sentirmos algo prazeroso, podemos nos programar para sentir essas coisas orgasticamente – o sol no rosto, o vento nos cabelos. Ela diz a respeito desses "micro-orgasmos": "Eles estão logo abaixo da superfície do nosso corpo. Tudo o que precisamos fazer é deixá-los vir à tona".

## *Múltiplos!*

Os orgasmos múltiplos existem ou não? Algumas pessoas dizem que não existem, mas talvez porque não entendam muito bem o que sejam orgasmos múltiplos. Por exemplo, minha cliente Liz me disse:

— Às vezes eu tenho um orgasmo durante as preliminares, normalmente por meio do sexo oral ou de carícias com as mãos, então tenho relações com meu parceiro e tenho outro orgasmo. Isso é um orgasmo múltiplo ou eles têm que vir um após o outro?

Expliquei a Liz que, de fato, sim, ela estava tendo orgasmos múltiplos. Às vezes as pessoas pensam que ter orgasmos múltiplos significa que eles vêm um após o outro, em rápida sucessão. Que depois de um, outro começa a se acumular e acontece logo em seguida. Isso pode de fato acontecer, mas é mais comum que você consiga ter mais de um orgasmo durante o curso de uma sessão sexual, como Liz, o que significa um nas preliminares, talvez um durante o sexo, talvez um depois do sexo.

Mas orgasmos múltiplos podem ser ainda muito mais divertidos! Conhecemos todas as muitas maneiras pelas quais nosso corpo pode ter orgasmos e aprendemos que podemos tê-los um após o outro. Mas e se os orgasmos múltiplos acontecerem com diferentes tipos de orgasmos? Annie Sprinkle explica: "Às vezes, uma garota tem apenas um tipo de orgasmo em uma parte do corpo, e de uma maneira. Mas muitas vezes dois ou mais tipos de orgasmos são combinados em sucessão ou um atrás do outro. Esses orgasmos podem acontecer em qualquer tipo de combinação. Durante uma única sessão de sexo pode-se experimentar todos eles". Isso é felicidade ou não é?

## AGORA *você* JÁ SABE

Embora como mulher você tenha um órgão especial feito só para propiciar prazer sexual, ele está longe de ser o único caminho para a felicidade que existe dentro de você! Graças ao seu cérebro incrível e à rede de terminações nervosas à espera de ser redirecionada para seu prazer, você pode ter orgasmos em lugares e de maneiras que nunca sonhou possíveis — sozinha ou com um parceiro. O restante deste livro vai apresentar as dicas e técnicas de que você precisa para maximizar o seu prazer!

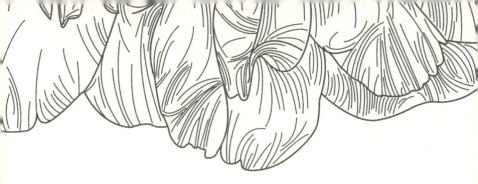

CAPÍTULO 5

# CONHEÇA-
# -SE!

*"As mulheres não demoram mais tempo que os homens para atingir o orgasmo... A maioria das mulheres, no estudo Kinsey, masturbava-se e atingia o orgasmo em quatro minutos, tempo semelhante ao dos homens nesse estudo."*
— SHERE HITE, FAMOSA SEXÓLOGA

Está com dor de cabeça? Vá ter um orgasmo! Está se sentindo ansiosa, deprimida ou melancólica? Mime-se com uma doce liberação de oxitocina e deixe que ela inunde o seu corpo!

Agora que já abrangemos a maioria dos benefícios para a saúde – física, mental e emocional – que os orgasmos proporcionam às mulheres, e exploramos todos os tipos de opções de orgasmo que existem, chegou a hora da melhor parte. A hora de você ter os *seus orgasmos*. Lembre-se de que tudo é uma questão de frequência. Quanto mais orgasmos você tiver, mais terá, e quanto mais você praticar, mais fácil será tê-los. Então, você precisa fazer com que o orgasmo faça parte da sua rotina diária, como escovar os dentes. E precisa obter sua dose diária de vitamina O, esteja com alguém ou sozinha.

Contar consigo mesma é uma ótima maneira de garantir sua dose diária de vitamina O porque, mesmo que seu parceiro trabalhe até tarde, esteja em viagem de negócios ou apenas jogando futebol, você ainda pode conseguir o que precisa. Assim, o tempo que você passa sozinha vai melhorar a qualidade do tempo que passa com seu parceiro. À medida que você conhecer e ficar mais consciente das partes do seu corpo que desencadeiam doces sensações, vai aprender mais sobre o que gosta e o que não gosta. Esse autoconhecimento vai ajudá-la a expressar melhor suas necessidades ao parceiro. O prazer solitário não vai tirar de você os orgasmos que pode ter com seu parceiro mais tarde. Ele só vai torná-los melhor, porque, antes de poder ter orgasmos alucinantes com um parceiro, você precisa aprender a tê-los por si mesma.

Você não pode mostrar a ninguém como dar o que você quer se você não se conhece. Neste capítulo extremamente importante, vamos explorar todas as maravilhosas partes explosivas do seu corpo e conhecer técnicas de autoprazer. Vamos descobrir técnicas de prazer para um dos mais importantes órgãos sexuais – seu cérebro – e até nos abrir para a possibilidade de ter um orgasmo sem nem usar as mãos. Também vamos falar sobre os acessórios que você pode usar para ter prazer, e que abrangem tudo, desde vibradores até pênis de borracha (também chamados de dildos) e outros itens domésticos mais inocentes, como travesseiros e legumes. Aprenderemos a limpar nossa mente de ideias obsoletas, a libertar nossa alma de inibições e liberar o poder do nosso corpo para obter o *alimento* de que precisamos — e nos deixar ansiando por mais.

> Dica rápida } **MASSAGEM TERAPÊUTICA**
> Por que não se mimar com o seu próprio "final feliz" da próxima vez em que chegar em casa depois de uma massagem? Graças a todos os toques e massagens que terá recebido do profissional, você provavelmente já estará a meio caminho do orgasmo!

## COMEÇANDO A *se* CONHECER

Já vimos muitas das razões pelas quais as mulheres não têm orgasmos — ou têm —, mas eu queria evitar a frustração que às vezes elas sentem por não serem capazes de chegar tão fácil ou rapidamente ao orgasmo como gostariam.

Fui apresentada a Meaghan por um amigo comum. Mãe de dois filhos, Meg morava em uma bela casa num bairro elegante e, aparentemente, tinha tudo o que sempre quis. Mas algo faltava em sua vida, e foi por isso que ela me procurou.

— Eu nunca tenho orgasmos — ela me disse.

— Você quer dizer que nunca tem orgasmos com seu parceiro?

— É, isso mesmo — disse ela, com tristeza.

— E sozinha? — perguntei a ela. — Você tem orgasmos quando se masturba?

— Masturbação? Eu não faço isso.

— Por quê? — eu perguntei.

Ela respirou fundo.

— Eu não gosto de me tocar — ela explicou — porque não consigo ter um orgasmo nem assim, de modo que não vejo sentido em me masturbar.

Garanti a ela que muitas mulheres, em algum momento da vida, podem ter dificuldade para chegar ao orgasmo, mas também a encorajei a continuar tentando.

— Parece sem sentido no início, mas você tem que tentar coisas novas. Eu garanto que você vai encontrar a técnica que funciona no seu caso. E, quando encontrar, pode contar o que aprendeu sobre si mesma ao seu parceiro. Mas você precisa reservar algum tempo para conhecer a si mesma primeiro, para saber o que compartilhar com o outro.

Assegurei a Meg que, assim como acontece com qualquer outra coisa, quanto mais ela "praticasse" mais chance teria de conseguir e, um dia, saberia exatamente quais técnicas e padrões funcionavam para ela. Algumas semanas mais tarde, depois de muito "praticar", Meg me telefonou, contando, satisfeita, que tinha descoberto o que funcionava para ela.

É claro que o autoprazer não é a única maneira de atingir um orgasmo, mas é um ótimo jeito de começar. Seria ridículo acordar uma manhã acreditando que sabe andar de bicicleta se você nunca andou de bicicleta antes. O mesmo acontece com o orgasmo. Você não vai acordar um dia e ter um orgasmo num passe de mágica, se nunca fez isso antes. Você tem que ensinar seu corpo a responder organicamente. Tem que ensinar a si mesma a se *tornar* orgástica.

Dar prazer a si mesma é uma ótima maneira de começar, porque elimina a pressão. Quando está sozinha, você dá a si mesma o tempo de que precisa para chegar aonde quer. Você pode descartar o "medo de se expor", relaxar e descobrir tudo por si mesma. Em certos dias você pode chegar perto, mas não concretizá-lo. Noutros, pode simplesmente chegar lá. Você também pode apenas desfrutar das sensações de autoexploração – de tocar em si mesma.

Apenas continue tentando tudo. Experimente com diferentes tipos de estimulação, acessórios, e, sem dúvida, pratique tudo o que aprendeu neste livro! Porque, como Meg, tudo de que você realmente precisa é um pouco de confiança, uma dose de fé e um bocadinho de compreensão sobre o funcionamento do seu corpo. Assim você já estará a caminho!

## PRINCÍPIOS BÁSICOS DO
## *orgasmo*

Uma das razões pelas quais as mulheres não têm orgasmos é que elas não compreendem "como" atingi-los. O orgasmo tem basicamente duas fases: a excitação e a liberação. A primeira é o acúmulo da excitação, o próximo é o *movimento rápido*, mas você precisa estar consciente de si mesma, do seu corpo, e de como está respondendo a todas as coisas que estão acontecendo com você.

Primeiro, a excitação. Segundo a linha de pensamento de algumas mulheres, elas têm simplesmente que ficar deitadas e deixar o orgasmo acontecer. Se for assim que você pensa, tem que abandonar essa ilusão e rápido. Ter um orgasmo não é um evento passivo. É um esforço ativo que precisa da sua mente e do seu corpo. Se o seu carro não pega, você vai ficar sentada ali e esperar que ele pegue sozinho? Ou vai dar a partida no motor e acelerar? O mesmo vale para o orgasmo.

Para sua mente, a palavra-chave é foco. Procure colocar seu cérebro num estado em que você possa realmente ter um orgasmo. Pensar num documento que você tem de assinar não é o pensamento certo.

Fazer mentalmente sua lista de supermercado também não é. Pense em coisas sensuais. Fantasie. Visualize. Não deve haver mais ninguém no mundo, só você.

Quanto ao seu corpo, por favor, não fique apenas deitada ali. Encontre um ritmo que funcione para você. Balance os quadris. Mexa--se. Mova-se na direção da fonte de prazer. Use sua mão livre para acariciar outras partes do corpo.

Não se limite a relaxar enquanto está deitada, dando prazer a si mesma. Tensione o corpo. O orgasmo é feito de tensão muscular e do alívio dessa tensão, portanto, não tenha medo de se tensionar. Faça os seus exercícios Kegels! Quando você tensiona os músculos das pernas, das nádegas e da barriga, você também está aumentando o fluxo sanguíneo nessas regiões. Aumento do fluxo sanguíneo significa maior sensibilidade, e maior sensibilidade significa — acertou — mais orgasmos!

Depois que você conseguiu levar a excitação ao auge, é hora da segunda parte. A parte surpreendente. O alívio.

Mais uma vez, não fique simplesmente deitada ali. Quando você sentir um orgasmo chegando, contribua para que ele chegue. Ajuste a respiração. Respire fundo. Inspire e expire pela boca e pelo nariz. E se tiver vontade, grite quando o orgasmo chegar. Não se segure.

Lembre-se: quanto mais investir no orgasmo, mais você ganhará com isso!

## VOCÊ AINDA VAI *me amar* PELA MANHÃ?

Quando fazemos amor com nosso parceiro, nós o cobrimos de beijos e doces carícias. Fazemos com que ele se sinta a pessoa mais especial do mundo. Então, por que não fazemos o mesmo quando damos prazer a nós mesmas? Claro, não é possível fazer amor consigo mesma, mas isso não significa que não podemos nos lembrar de como somos especiais.

Escreva "Eu me amo" em uma folha de papel e deixe-a sobre a cama. Repita a frase mentalmente várias vezes enquanto está se tocando, ou mesmo em voz alta e orgulhosa. Lembre-se de que não há ninguém no mundo que mereça mais o prazer requintado que está prestes a conceder a si mesma.

## A MENTE *acima* DO MUNDANO

Um homem poderia chegar ao orgasmo numa casa em chamas; nós somos diferentes. Mesmo a menor distração pode nos desconcentrar. Embora nosso cérebro possa ser um recurso maravilhoso quando se trata de chegar ao clímax — elaborando fantasias! —, também pode arruinar a festa se estiver lidando com coisas demais. Portanto, antes de mais nada, procure entrar no clima mental certo.

- *Se você não conseguir relaxar, também não vai conseguir gozar.* Desligue o telefone, o computador e o celular, ou pelo menos abaixe o volume para que não possa ouvi-los. Não ter que se preocupar com interrupções vai fazer você chegar lá mais rápido. Tranque a porta, fique na penumbra, faça o que for preciso para ter a privacidade e o isolamento de que você precisa para relaxar.
- *A atitude é tudo.* Esteja sozinha ou com seu parceiro, daqui em diante você não tem permissão para dizer "Eu simplesmente não consigo ter um orgasmo" ou "Isto não vai funcionar". Expulse todos os pensamentos negativos e repita esse mantra

mentalmente: "Eu gozo fácil e com frequência, eu gozo fácil e com frequência, eu gozo fácil e com frequência...".
- *Livre-se da pressão*. Os orgasmos ficam cada vez melhores com a prática; por isso, se a terra não tremer quando você estiver apenas começando, não faz mal. Você não esperaria correr uma maratona da primeira vez que faz uma corrida. Pequenos tremores também são agradáveis e proporcionam todos os benefícios que um orgasmo oferece.
- *Determine o clima*. Se você quiser ficar à luz de velas ou acender incensos, vá em frente. Se quiser acender a lareira ou deitar em algumas almofadas macias no chão, faça isso. Coloque uma música para tocar no seu leitor de DVD ou iPod, ou até mesmo sons de ondas do mar. Ajuste seu ambiente da maneira que achar melhor para ajudar a mente a entrar no clima.
- *Vista-se – ou dispa-se – de acordo*. Às vezes, o fato de vestir algo sexy, rendado e sedoso melhora sua experiência, e outras vezes não vestir nada é o melhor caminho. Tenho uma amiga que gosta de dar prazer a si mesma usando um pequeno vibrador sobre seu jeans mais justo – sem abrir o zíper nem nada. É *você* quem decide o que é melhor.
- *As pilhas não são obrigatórias*. Embora elas possam ser solicitadas. Um vibrador ou outro brinquedinho é um grande auxílio para se ter à mão, especialmente se o tempo é limitado. E dependendo da técnica que você optar por usar, certifique-se de ter um frasco de óleo lubrificante por perto.

# DESLIGUE A MENTE E *se ligue* NO CORPO

Que mulher no planeta não rumina sobre as coisas constantemente, mesmo quando é hora do sexo? Eu mesma faço isso! Mas quanto mais tempo passamos nos lugares errados de nossa mente, mais difícil fica a excitação e o clímax.

Seu objetivo, então, antes de tentar ter um orgasmo, é desenvolver a atenção plena. Um estado de consciência praticado por filosofias orientais durante séculos, a atenção plena significa simplesmente viver com plena consciência do momento presente. Quando estamos no momento, estamos perfeitamente cientes de tudo o que existe apenas nesse momento (a respiração, o batimento cardíaco) e de nada que não existe no momento — nosso trabalho, nossa hipoteca e esse tipo de coisa.

Mesmo que seja sua mente que vá levá-la à linha de chegada, você precisa deixá-la de lado para continuar na corrida! E bloquear as partes que não interessam no momento. Você tem que colocar todo o seu foco na, digamos, tarefa que tem à mão.

A meditação é uma maneira muito conhecida de se atingir a atenção plena. Tente este exercício de meditação da próxima vez em que estiver se perguntando se pagou a conta de água ou assinou o boletim do seu filho enquanto estiver "ocupada" com o seu parceiro ou consigo mesma.

1. *Primeiro, encontre um lugar confortável.*
Esteja sentada numa poltrona, no chão, ou deitada em sua cama, você tem que ter certeza que nada vai distraí-la: como o braço da poltrona incomodando suas costas, ou a falta de apoio suficiente num assento sem encosto (ou se preocupando se pode cair se relaxar demais!).
2. *Em seguida, fique à vontade.*
Use roupas soltas ou nenhuma roupa, se é isso o que funciona mais no seu caso. Ser constantemente lembrada de que precisa emagrecer por causa do botão do jeans que cutuca você na

barriga ou de que está vestindo roupas íntimas que tendem a "entrar" no bumbum são coisas que vão tirar seu foco.
3. *Então, feche os olhos.*
Bloqueie fisicamente o mundo, bloqueando seu acesso visual a ele. (Você também pode colocar uma música calma no seu iPod e bloquear seu acesso sonoro ao mundo também. Nada é pior para a concentração do que o som de um caminhão dando ré ou as crianças da vizinhança brigando do lado de fora.)
4. *Agora, tome conta de seu cérebro.*
Imagine-se como um *cowboy*, ou algo nesse sentido, capturando em seu laço todos os pensamentos selvagens que dão voltas na sua cabeça e encurralando-os em outro lugar por um tempo.

Você sabe que eles não vão desaparecer, mas pelo menos pode colocá-los de lado por ora e mantê-los confinados, de modo que não a distraiam no seu momento de prazer.
5. *E mantenha o foco.*
Quero que você se concentre numa ideia simples: prazer. Pense nessa palavra e no que ela significa para você.

Veja-a escrita em sua cabeça, letra por letra.

Pronuncie-a em seu cérebro, várias e várias vezes. Repita-a lentamente e ouça de fato cada som que existe nessa palavra.

Pronuncie-a silenciosamente e sinta cada som em sua boca. Como sua boca se move enquanto reproduz o som? Quando você se concentra atentamente no som dessa palavra, percebe que ela é realmente uma palavra muito sexy.

Imagine que gosto ou que cheiro essa palavra tem.

Imagine-a envolvendo seu corpo, como seu cobertor ou seu robe favorito. Aquecendo você. Deslizando pelo seu corpo. Envolvendo-a.
6. *E continue assim.*

Concentre-se por cerca de trinta minutos, embora talvez tenha que ser bem perseverante. A última coisa que você vai querer é se sentir pressionada porque tem um temporizador tiquetaqueando ao seu lado e você está preocupada com a possibilidade de não estar dedicando tempo suficiente a isso! Comece sem fazer nenhuma cronometragem. Talvez você gaste um minuto – e depois cinco. Por fim, com a prática, você vai chegar aos trinta minutos, e até além disso. Assim como qualquer outra coisa, quanto mais você fizer, mais natural será a sensação e melhor você vai ser ao se dedicar a isso.

# EXPLORE *suas* OPÇÕES

Vamos fazer uma revisão: o clitóris contém mais de seis mil terminações nervosas. Essas terminações nervosas se estendem da ponta do clitóris até as regiões inferiores, então por que não estendê-las ainda mais, na sua cabeça, e fazê-las ir até às pontas dos dedos das mãos e dos pés?

Como mulher, você é totalmente orgástica. Seu cérebro é um órgão sexual, assim como sua pele. Embora o centro de sua sexualidade encontre-se entre suas pernas, ela se estende por todo o seu corpo. Portanto, antes de retirar o vibrador da gaveta ou começar a se tocar lá embaixo, quero que você reserve algum tempo para "despertar" todo o seu corpo.

Deite-se de costas e relaxe. Agora, com as pontas dos dedos, acaricie levemente a parte superior da sua outra mão, desde o pulso até a ponta dos dedos. Vire a mão e acaricie levemente a palma e o lado de dentro do pulso. (Começou a sentir um formigamento? Ótimo!)

Faça carícias mais longas, correndo os dedos pelo interior do braço, indo até o cotovelo; depois, percorrendo toda a extensão do braço até o ombro. Passe os dedos no pescoço e na clavícula, acariciando a região entre os ombros. Acaricie levemente os seios e os mamilos, e depois pare.

Vá roçando os dedos das mãos na pele até chegar lá embaixo. Agora, com as duas mãos, passe os dedos levemente na lateral externa das coxas. Depois vá até o interior das coxas, fazendo movimentos circulares. Faça carícias para cima e para baixo entre os joelhos e nos quadris, mas não toque na região pélvica ainda. Acaricie-se levemente para cima e para baixo e desfrute da sensação de sua pele despertando. Então pare.

Agora, com as pontas dos dedos, acaricie as laterais do tronco e toda a barriga. A essa altura, o seu "centro" sexual deve estar aguardando ansiosamente sua vez com esses seus dedos mágicos. Sinta-se livre para dar o que ele quer, ou continue se acariciando e excitando-se primeiro, correndo os dedos pelos seios e pela barriga, em torno da região pélvica, provocando-se ao máximo. Em seguida, vamos falar sobre as técnicas para a estimulação dos genitais.

## PRINCÍPIOS *do prazer*

À medida que começar a se conhecer um pouco melhor, você vai perceber que não existe um jeito errado de dar prazer a si mesma – só um monte de maneiras corretas. Agora vou apresentar alguns métodos que certas mulheres usam para estimular suas zonas de prazer. Você pode acompanhar as instruções literalmente, pode usá-las como um guia e variá-las para atender às suas necessidades, ou pode simplesmente se deitar, usar o lubrificante, explorar seu corpo e se divertir!

### Estimulação indireta

Se você acha a estimulação direta no clitóris algo muito intenso ou até mesmo doloroso, não faça isso. Você não precisa tocar o clitóris diretamente para ter um orgasmo. Em vez disso estimule ao redor dessa área. Depois de aplicar um pouco de lubrificante (da sua própria saliva ou de um tubo), use o dedo indicador e o dedo médio de ambas as mãos e massageie os lábios, sem nunca tocar no clitóris. Experimente de ambos os lados para ver se você é mais sensível do lado direito ou do esquerdo. Experimente várias temperaturas: esfregue as mãos primeiro para aquecê-las; use um cubo de gelo para causar um calafrio. Acariciar-se por cima da calcinha — ou da roupa — também é uma ótima maneira de se estimular, sem se tocar diretamente.

## A estimulação direta

Algumas mulheres podem preferir a estimulação direta do clitóris, e algumas precisam de um aquecimento antes. Se você é daquelas mulheres que gostam de ir "direto ao ponto", então vá de uma vez. Use os dedos ou apenas as pontas, ou use a palma da mão enquanto esfrega, massageia ou acaricia levemente o clitóris com pancadinhas ou tapinhas. À medida que se aproxima do orgasmo, você pode encontrar um "ponto quente" onde se focar e que trará o orgasmo mais rápido. Preste bem atenção nesse ponto, para que possa ir direto a ele da próxima vez que estiver com pouco tempo e precisar de um alívio rápido.

## Estimulação com penetração

Algumas mulheres gostam de fantasiar que há outra pessoa no quarto com elas, e outras simplesmente gostam da intensidade causada pela sensação da penetração ao sentir o orgasmo se aproximando. A penetração durante a masturbação também pode causar poderosos orgasmos do ponto G.

Enquanto você estimula o clitóris e as regiões ao redor com uma mão, penetre a vagina ou o ânus ou ambos, se quiser, com a outra. Só não se esqueça de usar muita lubrificação, especialmente quando se trata do ânus. (Você também pode usar um brinquedinho, como um vibrador, um pênis de borracha ou uma cápsula anal, mas falaremos disso daqui a pouco.) Às vezes é mais fácil atingir tudo quando você está deitada de costas com as pernas afastadas. Ou você também pode intensificar a sensação deitando-se de barriga para baixo e adicionando o peso do seu corpo na pressão que aplica. Esteja de pé, ajoelhada ou sentada com as pernas apoiadas confortavelmente sobre os braços da cadeira, tanto faz; faça o que é melhor para você.

> Existem muitos acessórios sexuais no mercado projetados com um "gancho" especial para estimulação do ponto G.

### Rala e rola
Você não precisa dos dedos ou das mãos para se masturbar, especialmente se o que realmente faz com que você goze é a simulação de estar realmente no ato. Brinque com um travesseiro ou cobertor entre as pernas. Fique sentada de pernas abertas na beira da cama ou de outra mobília. Basicamente, isso é como simular a "mulher por cima" na relação sexual; portanto, seja o que for que você gostaria de fazer nessa posição, e seja qual for o movimento e o ritmo que lhe dê o estímulo de que precisa, vá em frente!

### Com um vibrador ou outro acessório
Se a vitamina O é o suplemento de que você precisa para manter sua força vital fluindo, o vibrador é o facilitador número um para manter seus motores roncando! No capítulo anterior, apresentei vários tipos

de vibradores que você encontra no mercado. Aqui, vou começar a mostrar como usá-los. Um dos meus vibradores favoritos para a masturbação é o chamado Pocket Rocket, porque é pequeno e discreto, e muuuuuito poderoso.

Ligue o seu Pocket Rocket e toque apenas a pontinha dos pequenos lábios — para cima e para baixo, para dentro e para fora. Continue pressionando o vibrador contra o lado direito do clitóris e depois contra o lado esquerdo. Repita se necessário, variando a ordem das áreas que estimula. Não demorará muito até explodir de felicidade orgástica!

> Você sabia que existem bolinhas tailandesas vibratórias? Insira essas bolinhas antes de aspirar a casa, colocar a louça suja na lava-louças ou passear com o cachorro. Só não vá muito longe de casa, porque você provavelmente não vai conseguir aguentar muito tempo a excitação!

Se você acha o barulho de um vibrador uma distração indesejável, coloque uma música para tocar ou um travesseiro sobre o dispositivo e a área em que você o está usando. Você também pode optar por um brinquedinho silencioso, como um dildo (pênis de borracha). Eis uma maneira divertida de usar um vibrador, especialmente se você gosta de simular os movimentos de vai e vem da relação sexual: apoie o vibrador entre duas pilhas de travesseiros e monte sobre ele. Deixe suas fantasias correrem soltas enquanto imagina quem você está cavalgando durante essa incrível e divertida brincadeirinha solitária!

**Ande e pare**

Uma das melhores maneiras de garantir orgasmos intensos e poderosos é se acariciar até quase chegar lá e, depois, parar. Em seguida, faça o mesmo outra vez, quase chegando lá, e, em seguida, retroceda novamente.

Para esse exercício de autoprazer, você vai precisar de uma cápsula, a mais forte que puder encontrar, preferencialmente com velocidades variáveis. Pegue a cápsula e comece a se estimular, contando até dez. Então pare e conte até dez novamente. Em seguida, comece outra vez, repetindo até chegar ao orgasmo.

# AMOR *ardente*

A temperatura pode desempenhar um papel importante para você chegar ao clímax, e algumas mulheres acham que aquecer o seu "ponto quente" não somente provoca um orgasmo mais rápido, mas também poderoso. Eis uma técnica conhecida por fazer maravilhas. Você vai precisar de uma toalhinha morna (aquecida na secadora por alguns minutos) e de uma daquelas pedras pretas que os massagistas usam durante a massagem com pedras quentes.

Coloque o pano sobre a vulva e a pedra quente na parte superior do clitóris, equilibrando-a lá com os joelhos dobrados. Medite agora pelo tempo que conseguir, imaginando que seu coração está pulsando no clitóris. É incrível quando isso acontece. Sabe como às vezes, depois de um treino cardiovascular intenso, seu coração bate tão rápido e forte que você pode senti-lo em outros lugares? É realmente possível sentir seu coração batendo no clitóris e movendo a pedra no ritmo das suas batidas. Podem ser necessárias algumas tentativas, mas você realmente é capaz de chegar ao orgasmo dessa maneira (eu já fiz isso, e posso dizer o mesmo de clientes e amigas), concentrando-se no calor e canalizando toda a sua energia sexual para esse ponto "muito" quente.

## RELAXE *e* REFLITA-SE

Dar prazer a si mesma na frente de um espelho é uma ótima maneira de avaliar o que funciona para você. Você pode não ser capaz de terminar dessa maneira, mas, pelo menos, tente começar assim antes de se deitar e deixe a mágica acontecer.

Quando se tocar, observe o que acontece com seu corpo. O que você percebe? Seus mamilos endurecem e mudam de cor? E entre as pernas? Será que a cor ali muda à medida que você fica excitada? Depois, você pode querer fazer algumas anotações sobre o que descobriu ou mesmo começar um "diário do orgasmo", para que possa acompanhar e analisar mais tarde todas as coisas que acontecem. Por que não?

## *"Mamilorgasmos"*

Inúmeras mulheres juram que seus mamilos contribuem para que cheguem ao orgasmo e algumas afirmam até que têm orgasmos só com a estimulação dos mamilos. O truque é desenvolver uma conexão mental entre a estimulação dos mamilos e o jeito tradicional de se chegar ao orgasmo. Da próxima vez em que você estiver se estimulando, alterne entre o clitóris e os mamilos. À medida que o orgasmo se aproxima, você estará treinando seu corpo e sua mente para fazer a associação entre a estimulação dos mamilos e o orgasmo. Mas isso não é algo que acontece só "na sua cabeça". O aumento do fluxo sanguíneo nos mamilos significa sensações mais intensas, o que, com o tempo, leva ao desenvolvimento de mais nervos. Imagine só! Você pode não chegar lá imediatamente, mas acabará chegando. E pense no quanto vai ser bom tentar — e depois veja se consegue criar essas associações com outras regiões do seu corpo.

O "Nipple Nibblers" é um creme feito para a estimulação dos mamilos, e que faz sua pele formigar. Coloque um pouquinho "lá embaixo" antes de se autoestimular e prepare-se para sentir a terra tremer!

## *Extravagâncias* EMBAIXO D'ÁGUA

Estimular-se na banheira pode ser ultrarrelaxante, especialmente se você afastar as pernas debaixo da torneira enquanto enche a banheira. A escova de banho também causa uma sensação agradável quando usada com cuidado sobre o seu "ponto quente", talvez também sob água corrente. Uma bucha ou mesmo um par de luvas esfoliantes também são cheios de possibilidades maravilhosamente estimulantes. Também existem agora muitos vibradores resistentes à água ou à prova d'água, como as esponjas vibratórias massageadoras, que têm um vibrador pequeno à prova d'água em seu centro, perfeito para uma rapidinha no chuveiro!

Um chuveirinho ajustável, com duchas de intensidade variável, é um verdadeiro deleite; um que você possa retirar da parede e de fato controlar, posicionando o fluxo de água da maneira correta, é um presente dos deuses! Trata-se de um investimento pequeno se você considerar todos os deliciosos dividendos de prazer que esse dispositivo pode oferecer.

Embora não seja comercializado como um acessório sexual, uma esponja massageadora pode ser um brinquedo à prova d'água de eficácia impressionante. Como usá-la? Lembra-se, na década de 1980, quando os DJs extraíam ruídos arranhando LPs? Esse é o movimento a se fazer aqui. Abra a torneira, deixe a água quente molhar sua pele e prepare-se para começar a brincadeira!

# NOS *sonhos*...

Estudos mostram que 37% das mulheres têm orgasmos durante o sono. Surpreendente, sim, mas faz sentido quando você pensa a respeito. Enquanto está dormindo, sua mente consciente fica desligada, e isso significa que você não se estressa pensando nas contas a pagar ou na competitividade no trabalho, ou mesmo em qualquer uma daquelas incômodas inibições. Embora não possamos controlar nossos sonhos, às vezes podemos orientá-los, e é justamente isso que vamos fazer aqui.

Eis o que é mais incrível sobre ter um orgasmo durante o sono: eles não precisam de nenhum tipo de estimulação física. É possível sonhar que você está tendo um orgasmo e ter um orgasmo. Como isso é legal!

Como você pode ter um? Não há garantias, nós na verdade não podemos controlar o que sonhamos. Mas aqui está algo que você pode tentar: antes de dormir, concentre-se num cenário sexy. Pode ser um que você tenha lido num romance ou visto num filme adulto ou tenha acabado de inventar com sua própria mente deliciosamente pecaminosa. Quando você cair no sono, coloque-se no livro ou no filme e visualize-se como a personagem desfrutando de um prazer intenso e eletrizante. Tenho sido bem-sucedida quando tento fazer isso; veja se você consegue ter um orgasmo no sonho também.

> Encontre um DVD adulto em que os atores sejam bastante "vocais" e ligue-o antes de se masturbar. Não assista ao filme — mantenha os olhos fechados e ouça enquanto dá prazer a si mesma e imagina-se ali na mesma cena. U-lá-lá!

## *Orgasmo* FORA DO CORPO

Janet, de 43 anos, está casada com Ed há quase 18 anos. Ela escreveu para uma das minhas colunas dizendo que Ed é vendedor de produtos médicos e mais viaja do que fica em casa. Isso tem ocorrido desde o início do casamento.

— Gosto muito de sexo e fico um tempão pensando nisso. E, como Ed fica muito tempo longe de casa, termino cuidando das minhas próprias necessidades sexuais. Nunca arrumaria um amante — realmente amo meu marido de todo o coração e só quero fazer sexo com ele. Mas às vezes gosto de fantasiar com outros homens. Conheço alguns deles. Há o carteiro, que vem regularmente, e o universitário que entrega pizza. Também não posso assistir a um filme com Benicio del Toro ou Clive Owen e não ficar toda quente e excitada. Na verdade, tenho uma fantasia tão incrivelmente quente envolvendo tanto Clive quanto Benicio que na verdade já tive um orgasmo sem me tocar. Será que isso parece loucura? Existem outras mulheres capazes de chegar ao clímax assim, usando apenas a imaginação?

No livro *The Science of Orgasm*, os autores afirmam que "existem casos documentados de mulheres que afirmam serem capazes de chegar ao orgasmo apenas pensando, sem estimulação física. Suas reações corporais – maior frequência cardíaca, pressão arterial, diâmetro da pupila e limiar de dor – corroboram essa alegação". Como mencionei no último capítulo, você pode realmente ter um orgasmo sem se tocar. É preciso muito foco e concentração, mas se você realmente tirar da mente todas as coisas que a distraem e se concentrar, com certeza vai conseguir!

Para entrar no estado de ânimo apropriado, reserve algum tempo todos os dias para se imaginar atingindo o orgasmo sem se tocar. Imagine que está sendo tocada da forma perfeita e que tem uma sensação maravilhosa e ardente de formigamento. Você pode imaginar o seu amante fazendo sexo oral em você, a sensação da sua língua quente, seu hálito morno. A pulsação rítmica constante desse tipo especial de beijo... Você poderia imaginar um cenário em que muitos amantes diferentes estão em fila, prontos para agradá-la. Realmente, tudo depende de você e dos tipos de fantasias que aprecia. Aqui estão algumas sugestões:

- Fantasie que está com outra mulher. Muitas mulheres têm essa fantasia e isso não significa que você é lésbica ou bissexual. É como sair da "norma" da sua vida e explorar algo novo.
- Fantasie que está com seu vampiro favorito (eu gosto de Bill Compton do *True Blood*) ou com um lobisomem ou zumbi – o que você preferir.
- Fantasie que está com o seu ator ou cantor favorito. Homem ou mulher, tem que haver pelo menos uma pessoa do mundo

das celebridades com quem você não se importaria de sentir a terra tremendo.
- Que tal um homem vestindo um uniforme?
- E um bombeiro que vem para salvá-la de um prédio em chamas?
- E um carteiro com um pacote especial que ele precisa entregar com urgência?
- Um piloto que quer voar pelo seu céu?
- Que tal um executivo?
- Um banqueiro vestindo um terno que custa mais caro que seu carro?
- Um professor universitário vestindo um pulôver de cashmere, pronto para abrir sua mente para todos os tipos de lições sobre sexo?
- Um cientista num jaleco que está "perto" de descobrir a melhor técnica do mundo para aumentar o prazer e quer experimentá-la em você? Qualquer coisa que a ajude a chegar lá!

Como eu já disse, um ótimo momento para fazer esse exercício é antes de dormir. O orgasmo não só ajudará você a dormir, como também vai eliminar da sua mente todas as preocupações e tensões do dia e propiciar o foco de que você precisa para atingir o "orgasmo fora do corpo" — e isso significa dormir muito melhor!

## AGORA *você* JÁ SABE

Para ter orgasmos maravilhosos, *é* você quem precisa dar o primeiro passo. Agora você está pronta para mostrar ao seu parceiro como dar prazer a você. O restante deste livro vai lhe dar dicas e mostrar técnicas para ajudar seu parceiro a ajudar você a conseguir o que precisa, por isso não deixe de compartilhar todas as "partes boas" com ele!

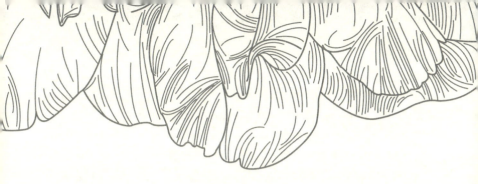

CAPÍTULO 6

# TOQUE-ME, CHUPE-ME

*"Bem, ela trabalha duro todos os dias. É boa em seu trabalho, então por que você se importa com o modo como ela gosta de relaxar? Quero dizer, você gosta de assar biscoitos toda noite, outros gostam de beber, outros gostam de ter orgasmos ocasionais com muitos gritos."*
— DRA. CRISTINA YANG (SANDRA OH), *GREY'S ANATOMY*

A essa altura você já deve ter uma boa ideia sobre o que faz com que você se excite e chegue ao orgasmo, e agora é hora de compartilhar tudo o que aprendeu sobre si mesma e sobre seu corpo, seus pontos mais erógenos, seus pontos quentes e seus pontos *não* erógenos com aquela pessoa especial da sua vida. Neste capítulo, você vai encontrar montes de técnicas manuais infalíveis que pode ensinar ao seu amante para que ele faça com os dedos, mãos, acessórios e muito mais — assim como técnicas de sexo oral que vão deixar você suando, tremendo e repleta de todos os tipos de doces sensações.

O modo como vai compartilhar essa informação é você quem decide. Você pode lhe entregar este livro com as seções mais interessantes grifadas ou marcadas com caneta marca-texto, para que ele possa estudar por conta própria. Pode adotar uma abordagem mais direta, propiciando uma ajuda visual enquanto ele lê em voz alta. Seja qual for sua decisão, divirta-se. Conecte-se, comunique-se e simplesmente desfrute esse tempo que passam juntos. Quando você tiver todos esses elementos, o orgasmo vai ser fácil. Então, por que não seguir a sugestão da dra. Yang e ter um bom orgasmo esta noite com muitos gritos?

# NÃO POSSO *fazer* ISSO!

Agora que você é uma perita no seu eu sexual, graças às lições do último capítulo, tem muito que compartilhar com seu parceiro! Já vão longe os dias das apalpadelas que só lhe causavam frustração, hoje substituídas por todas as sensações gloriosas provocadas por carícias nos lugares certos.

Então, com tudo o que você aprendeu sobre si mesma no último capítulo, é hora de mostrar ao seu amante como você deseja ser tocada. Qual é a sua técnica favorita do capítulo anterior? Que manobra faz a terra tremer para você? Se ainda não sabe, reserve um minuto para voltar algumas páginas e refletir. Reserve mais de um minuto se é disso que você precisa. Você está prestes a abrir as comportas e, depois de dar esse passo, tudo o que vai sentir é prazer, *baby*.

Você está nervosa? Tudo bem! Todo mundo fica nervoso ao fazer isso. Trata-se de uma posição muito vulnerável, e especialmente se houver alguma insegurança originada no passado, a maioria das pessoas se sente um pouco envergonhada e tola. Mas você tem que deixar isso de lado. Tem que confiar no seu parceiro e saber que tudo o que seu "público" quer de você é seu prazer supremo – e um guia para lhe proporcionar isso.

Então, se você precisa se disfarçar um pouquinho para se soltar, tudo bem. Não há nenhum mal nisso. A primeira vez que fiz isso com um amante, usei óculos escuros e uma peruca! Não estou dizendo que você deva fazer isso, mas de fato pode haver alguns adereços que façam você se sentir mais confortável.

Na segunda vez, concordei em tirar a peruca e os óculos de sol, mas insisti em deixar as luzes apagadas. Ele gentilmente me lembrou que, se eu deixasse as luzes apagadas, ele poderia não ver coisa nenhuma e isso poderia pôr tudo a perder. Com relutância, eu concordei, mas então insisti para que o quarto ficasse na penumbra, ainda escuro demais para ele enxergar. Então ele sugeriu luz de velas (românticas e úteis) e eu concordei. E, desta vez, mesmo sem meu "disfarce", eu me senti cada vez mais relaxada.

Na terceira vez, eu estava sem nenhum disfarce e com as luzes acesas. Tinha tomado um copo de vinho e estava bastante relaxada. Eu confiava nele, estava confortável e foi uma experiência bonita, especialmente quando ele foi capaz de repetir em mim tudo que eu tinha lhe mostrado. (Depois disso, nada mais foi necessário para me fazer chegar "no clima".)

Lembre-se de que, se você se sentir desconfortável da primeira vez, não será a única. Bem poucas mulheres sentem o chão tremer quando se trata de dar prazer a si mesma na frente do parceiro. Mas, acredite em mim quando digo: seu parceiro quer que você faça isso, e muitas vezes. Ele quer saber mais a esse respeito do que sobre os resultados dos jogos de futebol. Bem, pelo menos a maior parte dos homens quer.

Tive um cliente do sexo masculino, vou chamá-lo de George, cuja mulher nunca tinha chegado ao orgasmo com ele, e ele estava começando a ficar preocupado que ela pudesse começar a traí-lo em breve, se ele não descobrisse um jeito de resolver a situação.

— A Renée é tão linda — ele me disse. — Temos um relacionamento ótimo em muitos outros sentidos. É só no aspecto sexual que não conseguimos ir muito bem.

Eu não entendia como um casal conectado em tantos outros aspectos não conseguia se dar bem na cama. Senti que precisava pedir a George para fazer uma pergunta muito importante a Renée.

— Você tem certeza de que ela já teve orgasmos antes com outros homens? Antigos namorados? — perguntei.

— Não sei — ele disse. — Só supus que eu não era capaz de fazer isso por ela.

— Sei que não é uma conversa fácil — eu lhe disse — mas acho que você deveria começar descobrindo se ela já teve orgasmos com outros amantes antes; e por duas razões. Primeiro, se ela teve, você pode perguntar o que pode fazer por ela que já tenha dado certo no passado. E segundo, e em minha opinião o mais importante: se ela nunca teve um orgasmo com outro amante, vocês podem descobrir juntos como ela pode chegar lá.

— Como posso fazer isso?

— Ela já atingiu o orgasmo se tocando?

Ele ficou quieto por um minuto.

— Já.

— Então ela pode lhe mostrar como.

Então, George foi para casa e teve a "conversa" com Renée. Ficou aliviado ao saber que não tinha sido só com ele que ela sentira dificuldade para chegar ao clímax. Também ficou muito animado, porque seria ele quem daria à esposa o prazer que tanto queria dar e que ela tanto merecia.

Aconselhei-o sobre como fazer Renée se sentir confortável para mostrar a ele como ela se tocava e, embora ela tenha ficado um pouco relutante no início, finalmente se permitiu relaxar fazendo isso. Depois de anos conhecendo a si mesma e chegando ao orgasmo através da masturbação, ela finalmente atingiu o nível de conforto de que precisava para compartilhar essa informação com o marido — embora não completamente nem de imediato.

Renée disse que era muito difícil se expressar verbalmente nesse sentido, então escreveu uma descrição vívida, passo a passo, de como atingia o orgasmo sozinha e mandou para ele por e-mail. A tarefa dele aquele dia foi estudar a descrição dela e, naquela noite, seguir suas instruções e ver se conseguia levá-la ao orgasmo daquela maneira. Ele realmente conseguiu na quarta tentativa, e eles agora ficaram tão bons nisso que estão tentando ter um orgasmo durante a relação sexual.

Lembre-se: crie sua zona de conforto, desenvolva uma conexão entre vocês e experimente algumas vezes. Você verá que em breve tudo se tornará muito natural.

## MOSTRE E *diga* COMO

Agora que você assumiu o compromisso de acabar com suas inibições e se sentir confortável ao fazer isso, o espetáculo pode começar. Escolha uma técnica do último capítulo e prepare-se para mostrá-la. Para os fins deste livro, vou escolher a "Estimulação com Penetração" e explicar como você pode mostrá-la com gestos e palavras ao seu parceiro.

Deite-se em sua cama de costas ou sente-se com as pernas sobre os braços de uma cadeira ou deite-se de barriga para baixo, se você gosta da pressão adicional sobre seus genitais. Tenha uma boa quantidade de lubrificante por perto e passe-o nas mãos, enquanto diz ao seu parceiro:

"Eu gosto de ficar nessa posição porque..."

Enquanto você lubrifica seus genitais, diga-lhe por quê:

"Gosto de me sentir toda molhada e escorregadia lá embaixo" ou "Quando meus mamilos estão lubrificados, tenho uma sensação muito gostosa".

Faça o que funciona mais no seu caso.

Agora respire fundo e siga em frente. Estimule o clitóris ou a área circundante, ou ambos. Fale sobre as carícias que você está fazendo:

"Gosto de me tocar muito delicadamente, bem de leve no início."

"Não toco meu clitóris imediatamente. Gosto de estimular o lado esquerdo (ou direito) primeiro. Ele é mais sensível."

"Gosto de me provocar um pouco primeiro. Fico muito excitada e acho um pouco demais se me estimulo muito logo de início."

Neste caso, estamos usando a penetração, por isso, enquanto você está se estimulando com uma mão, leve a outra mão à boca. Lamba os dedos para que fiquem bem molhados. Diga ao seu amante algo como "Adoro a sensação de calor que me dá quando eu me toco depois de molhar os dedos na boca".

Enquanto você continua a se estimular com uma mão, com a outra, agora umedecida, deslize os dedos no orifício de sua escolha. (Tome cuidado se for o ânus, pois ele precisa estar muito lubrificado, e não coloque os dedos na boca novamente sem antes lavar as mãos.) Quando você se penetrar, diga a ele sobre as carícias:

"Gosto bem devagar e suavemente no começo."

Ou:

"Neste ponto eu já estou tão louca e pronta que gosto da penetração rápida e furiosa, enquanto acelero os movimentos com a outra mão."

Você também pode optar por fazer a penetração com um acessório sexual, e vamos falar mais sobre essas opções mais adiante. Mas, seja usando a mão ou um acessório, não se esqueça de usar muito lubrificante; e, se você os introduziu no ânus, não coloque a mão ou o acessório em outro orifício antes de lavá-los com água morna e sabão.

Acima de tudo, lembre-se de que não lhe dei um roteiro aqui. Essas são diretrizes sobre coisas para se dizer e maneiras simples de expressá-las. Você tem que escrever seu próprio roteiro dependendo do que for melhor para você! Tudo está ligado ao que faz você se sentir bem.

## ENTRANDO *em ação*!

Está se sentindo mais poderosa agora? Poderosa o suficiente para deixar seu parceiro participar? Então diga a ele para pegar o lubrificante e qualquer outro acessório que você escolheu e convide-o para entrar na brincadeira!

Diga ao seu parceiro que você vai guiá-lo enquanto ele faz tudo o que você acabou de ensinar a ele. Tente não tocar em si mesma e observe se consegue transmitir sua mensagem simplesmente por meio de palavras, da respiração, de gemidos e da sua linguagem corporal.

O seu parceiro está fazendo o que você quer que ele faça? Não fique frustrada ou chateada se ele não estiver. Delicadamente, dê algumas dicas como, "com menos pressão" ou "em círculos agora, não para a frente e para trás", ou "são dedos demais dentro de mim agora, preciso ficar mais excitada primeiro". Quando ele estiver fazendo a coisa certa, diga-lhe, "isso é muito bom" ou "ai, que maravilha..." Assim você irá comunicar sua mensagem de maneira simples e eficiente. Ele quer fazer a coisa certa. Ele quer fazer você sentir prazer. Quanto mais estímulo você der a ele quando estiver no caminho certo, melhor ele vai ficar.

Lembre-se: um homem não sabe naturalmente o que agrada você, porque o que agrada a ele é muito diferente. Você já deu prazer a um homem antes. Sabe que ele gosta de movimentos firmes, duros, rápidos. Você precisa lembrá-lo de que, com você, é diferente.

E não tenha medo de exagerar nos gemidos! Se você gosta do que ele está fazendo, gema alto. Respire ruidosamente. Deixe sua respiração e seus gemidos aumentarem sua excitação. Duas palavras que surgem na minha cabeça quando estou me aproximando do clímax é "entregue-se" e "relaxe". Quando ele chegar à fase do "treinamento" em que for acariciar seus genitais, renda-se ao seu toque e a todas as sensações maravilhosas que você estiver começando a sentir. Relaxe e deixe-se levar a esse orgasmo. Alguns dos melhores orgasmos que eu já tive foram resultado apenas da estimulação manual. E você?

## *Pré*-PRELIMINARES

Senhores, repitam comigo: os principais órgãos sexuais da mulher não são os genitais. Mais uma vez eu digo: os principais órgãos sexuais da mulher não são seus genitais. São sua mente, sua alma e sua pele. Os senhores nunca devem ir direto para as partes íntimas de uma dama, como se estivessem tentando acertar um alvo. Também não existe um botão que possam pressionar para obter sua satisfação instantânea. Ela não tem esse tal botão, e pensar que ele existe só vai deixar vocês dois frustrados e insatisfeitos.

Se você iniciar diretamente com a estimulação genital, sem um abraço, um beijo, uma palavra amável ou de aconchego, vai desperdiçar tempo à toa, extenuando-se na tentativa de excitá-la com carícias e com a língua. E por que faria isso se pode conseguir esse mesmo efeito em minutos, até segundos, dando prazer aos seus dois órgãos principais primeiro?

Você sabia que as preliminares dão muito mais resultado do que um beijo ou uma carícia nos mamilos ou nos genitais? Essas preliminares podem começar com um olhar ou um toque inocente – e também podem evoluir para toques menos inocentes, como uma massagem sensual.

O relaxamento causado por esse tipo de massagem ajuda a eliminar todas as distrações da mente dela e a começar a focar no próprio corpo, e acariciá-la todinha a deixará pronta para explodir quando você finalmente tocá-la de uma forma abertamente sexual. Aqui está uma técnica de massagem extraída do meu livro *A Little Bit Kinky* que, segundo minhas leitoras, ajudou seus amantes a lhes provocarem a mais alucinante paixão.

Certifique-se de que ela esteja num espaço confortável – no sofá, na cama, sobre um tapete macio em frente à lareira – e peça para ela se despir. Acenda uma vela e certifique-se de ter óleos de massagem ao alcance da mão.

Relaxe os ombros dela, massageando entre as omoplatas. Peça que lhe diga se está gostando ou não. Ela prefere mais pressão? Ou menos?

Vá descendo na direção da parte inferior das costas, fazendo pequenos movimentos circulares com os polegares. Quando chegar às nádegas, massageie-as com a parte de dentro de seus antebraços em grandes movimentos circulares até os quadris, um lado de cada vez. É o que eu gosto de chamar de "nádegas felizes".

Peça a ela que se vire e ajoelhe-se do seu lado esquerdo. Suavemente, levante o braço dela, colocando o cotovelo na palma da sua mão. Com um leve toque da ponta dos dedos, acaricie a face interna do braço. Em seguida, com os polegares, massageie os antebraços, alternadamente, pressionando-os até chegar às mãos e amasse as palmas com os polegares. Entrelace os dedos dela nos seus e puxe a mão dela delicadamente agora. Dê um beijo suave e gentil na mão dela e peça que ela se vire para o outro lado.

Massageie as pernas com movimentos longos, usando as palmas das mãos. Alterne entre elas, fazendo movimentos em direção ao coração.

Passe para os pés. Coloque um travesseiro sob os joelhos dela, enquanto ela estiver deitada de barriga para cima e, com as palmas das mãos abertas, massageie cada um dos pés, lenta e uniformemente. Mova o polegar em minicírculos e, em seguida, pressione e amasse os pés com os polegares. (Você sabia que os pés são uma grande zona erógena?)

Por último, faça massagem no couro cabeludo. Pegue os lóbulos das orelhas entre os polegares e os indicadores, e movimente-os em círculos; em seguida, deslize as mãos de cada lado da cabeça dela, delicadamente, levantando as raízes do cabelo para cima. Levemente arranhe com a polpa dos dedos a cabeça toda; em seguida, com as pontas dos dedos, faça uma massagem nas têmporas. Massageie delicadamente a cabeça toda em grandes círculos e termine com a massagem nos lóbulos das orelhas.

Depois de uma massagem tão intensa como essa, a maioria das mulheres ficará acelerada e pronta para seguir em frente! Mas não fique chateado se você realmente conseguir relaxá-la a ponto de fazê-la adormecer. Ela vai recompensá-lo por isso mais tarde.

> **Dica rápida } TININDO DE DESEJO**
> Existem cremes, como o Nympho's Desire, que aumentam a excitação e a sensibilidade das zonas erógenas e melhoram a resposta sexual. Eu já comprovei! Basta colocar um pouco em torno do clitóris dela, e usar mais, conforme necessário. Ele vai começar a formigar e dará uma sensação de quentura na região. Faça uma massagem ao redor da área vaginal com os dedos, como se fosse uma massagem em qualquer outra parte do corpo, *mas não use o creme dentro dela*. Conforme o calor se intensifica, o mesmo acontece com o orgasmo, deixando sua parceira louca de prazer!

# PARA *fazer* SEU AMOR DELIRAR!

Agora que você é capaz de se concentrar em outras partes da sua parceira, vamos ao âmago das carícias propriamente ditas. Claro, é uma emoção conseguir levar sua mulher à beira do orgasmo e além dele, com algumas manobras cuidadosas com seus dedos viris, mas essa não é de modo algum uma habilidade com a qual você nasceu. É preciso prática, e muita. Requer disposição para ouvir e sentir a excitação dela (enquanto você mesmo se sente excitado). Aqui estão algumas boas sugestões para você seguir:

### Lave as mãos e corte as unhas

A vulva, e todas as suas partes, é uma região muito delicada, e não há nada mais desagradável do que um arranhão causado por uma unha comprida — a não ser uma infecção urinária ou na bexiga, causada por mãos e unhas sujas. Mantenha-as limpas e bem aparadas, por favor!

### Tire as joias

Não me refiro a uma simples aliança de casamento. Mas, se você é do tipo "estrela do rock", que gosta de usar montes de anéis e correntes, tire-os. Todo esse "hardware" pode se tornar bastante desconfortável quando você está brincando com o "software" dela.

## Vá devagar

Não há outro lugar no mundo em que você preferisse estar neste momento e nem necessidade de correr para chegar lá. Não se apresse com ela. Quanto menos você se apressar, mais rápido você vai levá-la a chegar lá, confie em mim!

## Lubrifique

Lembre-se: movimentos leves e suaves. Não force os dedos dentro dela, se ela não estiver pronta para isso. Massageie ao redor da vagina e umedeça os dedos antes de usá-los, com sua boca ou com a dela!

## Varie os movimentos

Não bastam massagens em círculos ou só para trás e para a frente. O movimento precisa mudar, ou ele vai ficar enjoativo ou irritante para os dois.

## Toque-a em todos os lugares

E não apenas onde parece mais óbvio, como os seios e os ombros. Muitas mulheres respondem de modo bastante favorável quando os parceiros massageiam sua barriga ao estimulá-las sexualmente. Isso faz sentido, pois é outra forma de fazer todo o sangue fluir direto para onde você mais quer! Com um leve toque e um movimento no sentido horário, acaricie a barriga dela primeiro com a ponta dos dedos e depois com as palmas das mãos. Priorize a área logo abaixo do umbigo e logo acima dos pelos púbicos, mas não toque na região pubiana. Você consegue arranhar ou esfregar a barriga dela enquanto a estimula com a outra mão ou oralmente? Experimente fazer isso e talvez ela possa até dar uma mãozinha. Isso vai proporcionar a ela o orgasmo da sua vida.

## Coloque uma música suave ao fundo

A música não só vai acalmá-la, como vai bloquear outras distrações que possam estar acontecendo por perto, como uma TV em volume muito alto na sala ou os vizinhos discutindo de novo com a janela aberta.

## Diga o nome dela e elogie-a

Diga-lhe como você se sente em relação a ela e faça-a sentir que ela é a única pessoa no universo naquele momento. Por exemplo: "Lisa, você é tão linda!", "Arianna, estou morrendo de tesão por você".

## Beije-a

Nunca se esqueça de beijá-la enquanto estiver estimulando-a manualmente. Beije seu pescoço e seu peito, a barriga e os ombros, e, mais importante, sua boca. Aumente a intensidade com intimidade. Um beijo profundo e sensual, no momento do clímax, irá garantir um orgasmo profundo e sensual!

# EXPLOSÃO DE *sensações*

A glande do clitóris é de fato a parte mais sensível do clitóris, mas pode ficar estimulado demais de modo muito rápido e fácil. Então, se você não sabe com certeza se sua amante gosta e precisa de muita estimulação clitoriana direta para chegar lá, eu recomendo que você faça pausas longas em que fique bem longe dele. Estimule-o, sem dúvida; mas em seguida, dirija sua atenção para outra região e depois volte a ele. Em seguida volte sua atenção para outra parte dela, como os mamilos ou os joelhos, e depois volte a estimular o clitóris.

Você também já deve saber que um dos lados do clitóris dela é mais sensível que o outro. É algo importante para você saber sobre sua amante, mas também não significa que você e ela precisam se concentrar no lado mais sensível o tempo todo. Provoque-a um pouco, estimulando o outro lado e depois chegue bem perto da parte sensível. Assim você vai conseguir prolongar o êxtase.

E eu não me canso de dizer: não estimule apenas o clitóris! Estimule os grandes lábios e os pequenos lábios. O clitóris se estende debaixo da superfície dos pequenos lábios. Com o dedo indicador e o dedo médio bem lubrificados, massageie para cima e para baixo os lábios, em seguida coloque delicadamente esses dois dedos na entrada da vagina e com leveza e delicadamente, friccione essa região para a frente e para trás. Agora, faça tudo de novo e de novo e de novo. Vá mais para cima, mas desta vez acrescente a outra mão, para abrir suavemente os lábios e traçar círculos ovais em torno do lado de dentro dos lábios interiores.

Aqui está outro ótimo truque que envolve toda a região inferior: aplique montes de lubrificante tanto na sua mão quanto na vulva. Agora estique a palma da mão, e esfregue suavemente cada lado dos lábios internos num movimento de serrote. Em seguida, faça um V com o dedo indicador e o médio da mesma mão, e deslize-os para cima e para baixo em cada lado do clitóris. Por último, mas não menos importante, lubrifique a palma da mão e coloque-a logo abaixo do clitóris, enquanto massageia toda a vagina em grandes círculos para a direita dez vezes e depois para a esquerda dez vezes, e repita até que ela diga que está pronta.

Massageie o corpo dela e acompanhe seus movimentos com carícias suaves da língua. Percorra todo o corpo dela dessa maneira, massageando e lambendo cada centímetro, mas sem tocar a região vaginal ainda. Deixe todo o corpo dela tinindo de desejo. Agora estimule o clitóris – com a cabeça do seu pênis. Finja que a ponta do pênis é uma extensão do seu dedo e delicadamente faça oito círculos ao redor do clitóris para a direita, depois oito para a esquerda. Faça o pênis pulsar por baixo do clitóris, oito vezes, e em seguida coloque apenas a ponta do pênis na vagina. Repita isso várias vezes, penetrando apenas um pouco mais a cada vez. Quanto mais você prolongar essa deliciosa "agonia" dela, mais a tensão sexual dela vai aumentar e mais explosivo será o orgasmo.

E não se esqueça dos outros "pontos". Curve sua mão na forma da letra C. Lubrifique o polegar e introduza-o suavemente na vagina. Agora, com a mão curvada como um gancho sobre o osso púbico, movimente-a para a frente e para trás, usando a palma da mão para estimular o clitóris enquanto o polegar estimula o ponto G e o interior da sua mão estimula o ponto U. (O ponto U é uma área sensível entre a vagina e a uretra, que em estudos relativamente recentes, revelou-se uma região de importante potencial orgástico quando estimulado com a mão, a língua ou a ponta do pênis.) Para aumentar o prazer dela, além das suas mais loucas expectativas, sele esse momento com um beijo. Em outras palavras, desça pelo corpo dela até o clitóris e pincele-o com a língua, enquanto continua o movimento de balanço. O domínio dessa única técnica vai torná-lo um deus do sexo aos olhos dela.

Aqui estão algumas outras variações que podem agradá-la:

- Mova o dedo rápida e levemente para a frente e para trás sobre a glande do clitóris.
- Dê tapinhas suaves sobre a glande do clitóris.
- Deixe um dedo dentro da vagina, enquanto dá os tapinhas.
- Movimente dois dedos suavemente para dentro e para fora, enquanto o dedo estiver dentro da vagina.

- Movimente dois dedos suavemente ao longo da parede frontal da vagina, onde fica o ponto G (e peça a ela para guiá-lo até o ponto G se tiver dificuldade para localizá-lo).
- Massageie suavemente a parede inferior da vagina com dois dedos, enquanto aplica uma pressão média.
- Com a palma da mão, massageie a vulva em grandes círculos para a direita e depois para a esquerda.

Que tal dar à sua amante um orgasmo duplo? Ao estimular manualmente a sua parceira, toque-a suave e lentamente. Mova o dedo indicador ao redor do clitóris em círculos leves. Quando chegar a dez, deslize a mão suavemente sobre o topo do clitóris e inverta o sentido por mais dez círculos. Conforme a excitação dela aumenta, deslize lentamente o dedo indicador da sua mão livre para dentro da vagina, concentrando-se em esfregar a ponta do dedo na parede frontal superior da vagina. O resultado desejado é um orgasmo duplo (clitóris e ponto G).

## PARA CONHECER O *paraíso*

Arthur foi outro dos meus clientes do sexo masculino, enviado pela esposa, Michelle. Ambos com quarenta e tantos anos, Arthur e Michelle eram casados havia mais de vinte anos, e Michelle estava interessada em apimentar as coisas entre eles quando trouxe um vibrador em forma de coelho para a cama.

— Arthur é um cara muito conservador — ela me disse ao telefone, enquanto eu esperava Arthur chegar para sua sessão. — Acho que aquilo realmente o assustou — disse ela. — Eu deveria ter planejado melhor. Deveria ter falado com ele primeiro, em vez de mostrar o acessório de repente para ele! Quer dizer, o cara não me deixa nem chamá-lo de outra coisa, senão Arthur!

No momento em que assegurava a Michelle que Arthur estaria em boas mãos, minha campainha tocou. Desliguei o telefone e cumprimentei Arthur, que, com sua camisa social abotoada até o pescoço e calças bem passadas, estava exatamente como eu imaginava que ele estaria numa manhã de sábado.

— Só estou aqui por causa da minha esposa — ele começou, na defensiva. — Quero dizer, por nós dois, na verdade. Não acho que ela esteja satisfeita e isso está me deixando muito preocupado.

— Sente-se, Artie, e vamos conversar — eu provoquei.

— É Arthur — ele corrigiu.

— É claro — eu sorri. — Então, diga-me qual é o problema.

Ele hesitou e começou a ficar vermelho.

— Outra noite... — ele começou, mas parou aí.

— É sobre o vibrador? — eu perguntei.

— Ah, é sim — disse ele, sem olhar para mim.

— Você não sabe muito bem por que ela...

— Por que ela precisa daquela coisa! — Ele quase pulou da cadeira. — Você quer me dizer que depois de vinte e tantos anos juntos, ela só vem me dizer agora que eu não a satisfaço? Que ela precisa de um objeto, desse acessório, em vez de mim?

Fiz um gesto para ele se sentar novamente.

— Pelo contrário — eu assegurei. — Sua esposa é fascinada por você sexualmente. Ela fica tão excitada por estar com você que, na verdade, tudo o que ela quer é expandir os horizontes quando estão juntos. É realmente uma coisa muito boa.

— É?

— Sem dúvida nenhuma.

Eis a questão: montes de caras ficam assustados com os brinquedos sexuais. Mas não deviam. De muitas maneiras, os acessórios sexuais são os melhores amigos de uma garota — e podem ser os de um homem também. Não há nada a temer quando se trata de brinquedos sexuais. Eles não servem para substituí-lo; eles são feitos para melhorar o que você pode fazer com sua amante para lhe dar prazer. Pense num vibrador como uma terceira mão ou outro apetrecho à disposição — apenas se lembre de sempre usar lubrificante. As possibilidades são limitadas somente por sua imaginação e inibições.

Aqui estão algumas ideias:

- Pouse o vibrador na região em torno do clitóris da sua amante, enquanto você beija e acaricia seus mamilos e seios.
- Coloque uma toalha sobre sua vulva. Ponha o vibrador ligado em cima da toalha e veja o que acontece.
- Insira um vibrador na vagina, enquanto massageia a vulva e o clitóris.
- Insira um vibrador no ânus dela, enquanto insere um dedo em sua vagina e massageia o clitóris com a outra mão.
- Insira um vibrador na vagina enquanto faz sexo oral ao mesmo tempo.
- Experimente passar um vibrador nos mamilos dela, atrás dos joelhos, talvez até mesmo faça cócegas nos dedos do pé.
- Compre uma luva de massagem, coloque uma cápsula vibratória dentro dela, e *voilá*! Massageie o corpo inteiro dela com sua "mão vibratória"!

Nem todos os brinquedos sexuais, porém, são criados para essa finalidade. Pense em algo tão inocente quanto um pepino ou talvez uma cenoura. Você não tem que procurar muito para perceber que sua geladeira, sua cozinha inteira, tem um monte de brinquedos sensuais e lubrificantes também. Mas, se você está pensando em brincar com frutas ou vegetais, apenas certifique-se de usar sempre um preservativo e muito lubrificante antes de inseri-los em qualquer lugar.

Tive uma cliente que era bastante "criativa" na cozinha, o que significa que ela realmente gostava de jogos sexuais com alimentos. Especialmente alimentos longos e firmes. No início, isso meio que assustou seu parceiro, mas quando eles me procuraram juntos e eu disse que não havia nenhum problema em fazer esse tipo de brincadeira, ficou claro que tudo o que ele procurava era permissão. Embora o gosto dela fosse um pouco excêntrico, não era nenhuma perversão.

Então, ele decidiu ceder. Posteriormente, eles me descreveram uma das suas noites de "erotismo orgânico", contando que, uma tarde, tinham ido ao supermercado para comprar o jantar. Ela decidiu transformar a noite num encontro erótico e então comprou itens que achava que seriam úteis numa brincadeira sexual e que também poderiam servir como ótimos "brinquedos". Suas compras consistiram em mel, calda de chocolate, pepinos, abobrinhas, maçãs e cenouras de diferentes tamanhos, *tortillas* e molho picante.

Eles brincaram com os legumes fálicos primeiro. Colocando preservativos nos pepinos, nas abobrinhas e nas cenouras, e usando uma quantidade generosa de óleo lubrificante a cada vez, eles experimentaram diferentes comprimentos e larguras, e descobriram quais tamanhos eram mais satisfatórios para ela (e nem sempre eram os maiores!). Mais tarde, picaram o restante dos seus "brinquedos sexuais" e os transformaram em tacos vegetarianos. Como sobremesa, eles colocaram na boca um do outro fatias de maçã com mel e calda de chocolate.

> Além de deixar sua pele sexy e escorregadia, os óleos de massagem na verdade "espalham" a sensação quando você está usando um vibrador. O óleo funciona como um condutor para as vibrações, assim como a eletricidade é transmitida pela água.

## SEU ARMÁRIO DE *brinquedos*

Os acessórios sexuais são literalmente máquinas de produzir orgasmos. Existem inúmeras possibilidades no mercado, tanto em variedade como em potência. Desde os vibradores pequenos até os mais realistas e os plugs anais, existem acessórios para todos os gostos. Eis uma lista de brinquedos sexuais que criei para meu livro *A Little Bit Kinky* e complementei com o tempo. Você pode considerar a possibilidade de ter alguns em seu armário lascivo. E, embora existam brinquedos sexuais projetados especificamente para mulheres e para homens, até onde eu sei, a maioria pode ser usada para dar prazer a ambos os sexos — e de maneiras maravilhosas.

As **cápsulas** e os **ovos vibratórios** são excelentes para a estimulação do clitóris. A Bnaughty é impermeável, tem várias velocidades, e é minha cápsula pessoal favorita. O Cyberflicker é meu ovo preferido.

A cápsula vibratória **Pink Pop** é também uma das minhas favoritas para aprender a ter um orgasmo, e é ótima também para usar durante o sexo a fim de se ter um orgasmo durante o ato.

O **My First Vibe** e o **Slimline** são vibradores básicos cilíndricos. Muitas mulheres iniciantes começam a usar vibradores com esses modelos e os usam para estimulação vaginal e anal e penetração. Os tamanhos variam e, se possível, adquira um que tenha vibrações de velocidades variáveis.

Os **Realistas** parecem um pênis de verdade e são ótimos para a penetração e fantasias.

**The Jolie:** Intense Clitoral Pleasure é compacto e totalmente à prova de água (para que possa ser usado na banheira), e seu efeito é poderoso!

O **Libertie** tem três velocidades e é excelente para a estimulação do ponto G.

O **Ideal** é semelhante ao **Hitachi Magic Wand** (ver página 167), mas é menor, o que significa mais flexibilidade em termos de posições sexuais.

Os minimassageadores como o **Pocket Rocket,** são ótimos para estimulação clitoriana e suficientemente pequenos para caber na sua bolsa.

O **Cristal Wand,** o **Nubby G Vibe** e o **G-Whiz** são excelentes estimuladores do ponto G.

O **Fantasy Fingers,** o **Finger Fun** e o **Fukuoku 9000** são meus vibradores de dedo favoritos.

O **Laya Spot** faz maravilhas com relação à estimulação do clitóris.

O **SaSi Vibrator** é a minha última descoberta — e é incrível! Arredondado e liso, ele vibra suavemente, e o tipo de movimento, a velocidade e a vibração são todos ajustáveis. Mas essa não é a melhor parte. O SaSi tem uma "Inteligência Sensual", o que significa que você pode programá-lo para se lembrar de sua velocidade e movimento favoritos.

O **Rock Chick** é um acessório em forma de U com uma extremidade em gancho para estimulação do ponto G e uma ponta mais larga, encrespada, para estimulação do clitóris e dos lábios vaginais. Você usa o acessório balançando-o para a frente e para trás para massagear o ponto G e friccionar o clitóris ao mesmo tempo.

O **Tongue Joy** é um brinquedo vibratório maravilhoso, que você prende à língua para dar um tremendo prazer oral — a si mesmo e a ela.

O **Turbo Bullet** é um vibrador pequeno — o suficiente para caber na sua boca. Separe-o quando for fazer sexo oral com sua parceira. Ligue-o e coloque-o na boca, depois movimente-o pelo corpo dela com a língua. Enquanto você dá prazer a ela, onde quer que sua língua vá, o brinquedo irá também. Basta ter muito cuidado para não engasgar!

O **Alia by Lelo** é um caro, mas lindo estimulador clitoriano à prova d'água.

O **Selene Clitorial & Nipple Suction**, do Dr. Berman, é ótimo para aumentar o fluxo sanguíneo e suas chances de ter um orgasmo.

O **NEA** é outro massageador clitoriano incrível, que eu realmente gosto de usar.

The **Ina**, **Habit Rabbit** e **Rosebud** são todos acessórios que estimulam tanto o clitóris quanto o ponto G.

The **Little Flirt** é um plug anal ótimo para iniciantes, e o **B-Bomb** é um plug anal que vibra. (Vamos admitir: é muito fácil estimular o ponto G das mulheres indiretamente por meio da carícia anal.)

# MAMILOS *danadinhos*

De acordo com a primeira pesquisa sobre o assunto com base em evidências, publicada na edição de maio de 2006 do *The Journal of Se-*

*xual Medicine*, as mulheres ficam mais excitadas com a estimulação nos mamilos do que os homens, durante a relação sexual. E há muitas maneiras de acariciá-los, sem machucar os seios. Em vez de carícias rudes, toque os mamilos com a ponta da língua ou sopre sobre eles. Aqui estão algumas técnicas para a estimulação dos mamilos, famosas por enlouquecer as mulheres. À medida que você experimenta cada técnica, incentive-a a dar uma nota de 1 a 10 para cada experiência, sendo 10 a nota para uma técnica superfantástica e 1, para uma que ela não queira experimentar "nunca, nunca mais".

- Massageie os seios dela com um óleo de massagem de cheiro adocicado.
- Esfregue as mãos para aquecê-las e toque os seios.
- Massageie os seios com movimentos circulares, deixando os mamilos por último.
- Desenhe círculos em torno dos seios com o dedo indicador e depois toque de leve os mamilos.
- Passe um creme estimulante, como o Nipple Nibblers, nos mamilos.
- Lamba os mamilos e depois assopre sobre eles. Chupe-os e beije-os.
- Use os cílios para dar beijos suaves de borboleta nos mamilos.
- Use um vibrador nos seios e mamilos.
- Se você for ousado, experimente alguns grampos de mamilo ou prendedores vibratórios de mamilos!

Tive uma cliente que queria aumentar a sensibilidade nos mamilos. Ela nunca tinha se interessado muito pelos seus seios antes, porque achava que eram muito pequenos. Eu disse a ela que não havia essa coisa de seios muito pequenos! Então, precisávamos trabalhar para aumentar seu interesse neles.

Eu a incentivei a ler contos eróticos curtos várias noites por semana antes de ir para a cama. Enquanto ela lia, ou depois, eu lhe disse para se deitar na cama e massagear os seios e fantasiar sobre o que tinha lido. A ideia era ajudá-la a se sentir bem só com a estimulação dos seios e dos mamilos. Falei que não havia problema se ela quisesse usar óleos ou acessórios, mas estava restrita à estimulação só nos seios e nos mamilos. Sugeri que ela também deixasse o marido participar e eles podiam até ter relações sexuais, mas não deveria haver outras preliminares até a quarta semana do programa.

Então, depois de quatro semanas, eu lhe disse que agora o marido podia estimular os seios e os mamilos e também o clitóris. Ela precisava lhe dizer que ele tinha que acariciar o clitóris e os seios e mamilos alternadamente, várias vezes, e depois fazer tudo ao mesmo tempo, até que ela tivesse um orgasmo.

Ela disse que começou a sentir os orgasmos em seus seios, mesmo quando as carícias eram no clitóris. Tudo no nosso corpo está interligado. Ele é de fato surpreendente!

## CAINDO *de boca*

Anos atrás, fiz um levantamento com mulheres sobre seus melhores orgasmos, e o vencedor disparado foi o sexo oral. Depois, em outra pesquisa, descobri que as mulheres que têm prazer sexual são as menos propensas a pedir... a esperar por... *sexo oral*. Verdade! Então, como é possível?

Eis outra coisa que eu descobri: muitas mulheres não se sentem à vontade para pedir e até mesmo para receber prazer por via oral. Algumas disseram que ficam preocupadas com o gosto ou o cheiro que possam ter lá embaixo. Outras estavam mais preocupadas com a aparência da sua vulva — elas não se sentiam à vontade com o parceiro olhando para sua vulva tão de perto e de modo tão íntimo.

Afirmo que não há nenhuma razão para você não pedir e receber toneladas de prazer oral! Em primeiro lugar, seu parceiro realmente gosta da sua aparência lá embaixo. A natureza projetou-a de modo perfeito para agradar ao senso estético masculino nesse aspecto. Se ele acha que sua vulva é feia, pode não ser heterossexual. E sabe da maior? Os homens também estão programados para se sentir atraídos pelo cheiro dos seus genitais; sim, exatamente como os cães. Ora, não estou dizendo que você não precisa fazer sua higiene pessoal. E caso você se sinta mais confortável limpando-se com uma toalha morna e sabonete ou mesmo tomando um banho antes do sexo, não há certamente nenhum mal nisso. Só estou dizendo é que isso não significa tanto para ele quanto para você. Na verdade, muitos homens apreciam a abordagem *au naturel*. Mas, repito, se você se sente melhor lavando-se antes, não há nenhum mal nisso!

# O *segredo* DE VICTORIA

Victoria, de 23 anos de idade, nunca se sentia confortável recebendo sexo oral, mas o namorado, Mike, se mostrava tão disposto a lhe dar prazer dessa forma que ela geralmente cedia.

— Eu não sei o que tanto o atrai — ela me disse. — Ele quer fazer sexo oral em mim o tempo todo, mesmo pela manhã, antes de eu tomar banho. Às vezes é horrível, para falar a verdade. Quero dizer, especialmente se tivemos relações sexuais na noite anterior e eu ainda não me lavei!

Perguntei se ela gostava de sexo oral.

— Bem, com certeza — disse ela. — Eu acho. Quero dizer, é muito bom no começo. É realmente quente e úmido. Mas então minha mente começa a vagar. E se eu parecer feia lá embaixo? E se eu tiver um cheiro horrível e ele estiver apenas sendo gentil? Então, não consigo mais relaxar quando começo a pensar nessas coisas e não vejo a hora de tudo terminar!

— Ele age como se também não visse a hora de tudo terminar?

— Bem, não — disse ela. — Mas, como eu disse, acho que é só porque ele está tentando me agradar, sabe?

Tentei explicar que, se para ele o sexo oral fosse tão desagradável, ele provavelmente não iria praticá-lo de forma tão frequente como fazia. Ela começou a concordar comigo, mas depois voltou atrás.

— Sempre demoro muito tempo para gozar, e me sinto muito mal com isso porque deve ser cansativo e chato para ele.

Falei que a primeira coisa que ela precisava fazer era parar de supor o que ele pensava, mas também lhe disse que seus medos e sentimentos eram bastante comuns, especialmente na idade dela. Mas também avisei que uma vida sexual sem sexo oral provavelmente não seria tão divertida quanto poderia ser para ela, e a convenci a ouvir e aprender sobre como ter um orgasmo agradável e sem stress dessa maneira.

Quando se sentisse à vontade, ela deveria se sentar na frente de um espelho ou pegar um espelho de mão e examinar sua vulva. Disse-lhe para dar uma boa olhada e anotar para mim o que gostava e não gostava. Durante a sessão seguinte, navegamos juntas na Internet e olhamos centenas de vulvas de outras mulheres. Depois disso, ela começou a se sentir mais confortável com a dela. Ela pensava que a dela era feia, diferente e deformada, mas na verdade era tão semelhante a tantas outras que vimos naquele mesmo dia que isso a deixou mais tranquila. Esse problema estava resolvido.

O passo seguinte foi abordar a questão do cheiro. Percebemos que ela ficava mais confortável recebendo sexo oral após um banho ou uma ducha. Também sugeri que ela pegasse uma toalha molhada e simplesmente a passasse em sua vulva antes do sexo oral. Então lhe pedi para perguntar ao Mike quais os aromas favoritos dele. Ela fez isso e descobriu que ele não gostava de perfumes ou óleos, mas preferia seu cheiro natural.

O último obstáculo foi entender por que ela estava levando tanto tempo para chegar ao orgasmo. Ensinei-a a ser mais descritiva e dizer a Mike do que ela gostava e como ela gostava de ser acariciada. Quando ele estivesse acariciando um ponto que a estava levando ao orgasmo, ela precisava dizer-lhe que não mudasse para algum outro tipo de estimulação.

Por fim, mas não menos importante, disse-lhe para manter uma cápsula vibratória nas proximidades. Se o orgasmo estivesse demorando demais em sua opinião, ela deveria pegar a cápsula e colocá-la sobre ou perto do clitóris enquanto ele acariciava com a língua a região ao redor e ver o que acontecia. Todas as sugestões funcionaram, e, finalmente, eles não precisaram mais usar o acessório.

## DO JEITO QUE ELA *gosta*

Assim como acontece com a estimulação manual, as mulheres não gostam do mesmo tipo de estímulo que os homens. O corpo deles é diferente e eles respondem às sensações de maneira diferente. Se você gosta de uma sucção forte e muita ação manual quando ela faz sexo oral em você, ótimo! Mas isso pode não agradá-la. Eis algumas dicas bastante seguras. Se realmente quer satisfazê-la, você precisa tentar observá-la quando estiver com ela e prestar atenção em como ela reage e o que parece funcionar melhor!

## Rota para o orgasmo

Certifique-se de que vocês dois estão confortáveis desde o início – de que você e sua parceira estão, ambos, em posições confortáveis, antes de começarem.

### Comece do jeito certo

Certifique-se de puxar para trás o prepúcio do clitóris para que ele fique exposto e pronto para receber atenção.

### Levemente no início

Experimente tudo com a superfície da língua, enquanto dá prazer a ela. Dobre-a, deixe-a reta, pincele com a ponta e agite-a em torno do clitóris.

### Aumente a intensidade

Endureça a língua e mergulhe-a na vagina a cada trinta segundos, aproximadamente.

### Faça sons

Mova a língua sobre o clitóris fazendo um barulho de lambidas com a língua. Em seguida, chupe delicadamente o clitóris. Em seguida, repita o barulho com a língua.

### Respire com força, como se estivesse ofegante

Expire profundamente enquanto roça a boca pelo corpo dela, deixando-a saborear a sensação da sua respiração, o que também é ótimo para os mamilos.

### Beije-a carinhosamente

Beije seus lábios "lá embaixo" como se fossem seus lábios "lá de cima".

# RODADA *extra*!

A maior vantagem da boca é que ela é um brinquedinho sexual natural — é quente, úmida e macia! A seguir você vai conhecer algumas dicas saborosas que seu parceiro pode usar ao tocar seus genitais. Por favor, mostre-as a ele.

## Banho de gato
Use a língua toda para lamber a vulva, como um gato lambendo uma tigela de leite. Para cima e para baixo, para cima e para baixo.

## Em círculos
Com a ponta da língua, trace pequenos círculos em torno do clitóris e depois círculos maiores em torno da entrada da vagina.

## Fazendo oitos
Com a ponta da língua, trace oitos em todas as partes íntimas dela. A parte de cima do oito deve ficar em torno do clitóris e a parte de baixo, ao redor da parte inferior dos grandes lábios.

## Bolo Recheado
Com as duas mãos, pressione os lábios internos e externos juntos (as camadas do bolo) e depois lamba os grandes lábios de cima a baixo (o recheio!).

## Chupeta
Coloque a boca sobre o clitóris e faça um movimento leve de sucção. Isso cria um efeito de vácuo agradável, o que aumenta o fluxo sanguíneo no clitóris, tornando mais fácil o orgasmo.

### Saboreie

Experimente qualquer uma das técnicas acima usando um lubrificante com sabor.

### O truque do formigamento

Use um produto chamado Nipple Nibblers no clitóris. Apenas um pouquinho é suficiente. Agora lamba ao redor do clitóris e, ocasionalmente, sobre ele.

### Língua vibrante

Compre um vibrador de língua e use-o para estimulá-la de todas as formas descritas anteriormente.

### Combinação maluca

Movimente a língua para a frente e para trás, estimulando-a, e, em seguida, com um vibrador de dedo. Para a frente e para trás, várias e várias vezes, até que ela exploda de prazer!

## *Sonho* DE CAPPUCCINO

Uma cliente minha descreveu este cenário incrivelmente sexy depois do seu quarto encontro com o homem que ela estava começando a acreditar que era "o cara certo". Em suma, depois do jantar, ele sugeriu que comessem a sobremesa na casa dele. Lá, ele fez dois cappuccinos quentes e espumantes e eles se sentaram à mesa de café na sala de estar, para degustá-los. Ela estava usando um vestido fino e calcinhas fio dental. Eles já tinham estado juntos antes, embora não tivessem ido até o fim, mas ela estava pronta para isso. Na verdade, ela tinha decidido que esta seria "a noite", e parecia que ele estava de acordo.

— E então ele me perguntou se eu gostava do sabor do café — ela disse, corando ao contar. — Tomei um gole da minha caneca e disse que o cappuccino estava ótimo, e então ele perguntou sobre os meus "outros lábios". Antes que eu soubesse o que estava acontecendo, ele tomou um grande gole de sua caneca, segurou-o na boca e mergulhou debaixo do meu vestido. De algum modo ele conseguiu manter o café na boca e ao mesmo tempo puxar a tirinha fina da calcinha do caminho e começou a me dar prazer com o café na boca. Isso é o que eu chamo de sexo oral quente!

A emoção dessa técnica está no calor da bebida e, se você não gosta de café, saiba que qualquer bebida quente serve. O truque é manter o líquido na boca! Aqui está uma ótima técnica (e quente) que eu desenvolvi e recebe elogios dos clientes o tempo todo:

1. Achate a língua e gire-a ao redor do clitóris, no sentido anti-horário, contando de um a dez. Gire a língua do outro lado e conte até dez novamente.
2. Agora coloque o dedo médio e o indicador dentro da vagina, aplicando uma pressão moderada na área do ponto G. Deixe os dedos dentro dela sem movê-los, exceto para pressionar para cima.
3. Chupe levemente o clitóris, colocando a boca inteira sobre ele e movendo a ponta da língua rapidamente e de leve.
4. Posicione o corpo de modo que seus lábios fiquem paralelos aos grandes lábios dela. Franza os lábios e roce levemente os lábios nos dela, para a frente e para trás, para a frente e para trás, várias vezes, depois coloque só a pontinha da língua para fora e continue até que ela atinja o clímax.

# *Chegando* LÁ

Quando uma mulher se aproxima do orgasmo, ela pode respirar profundamente, gemer ou contorcer-se mais e mais, mas isso não significa necessariamente que ela queira que você a estimule com mais vigor. Pergunte se ela quer que você vá mais rápido, mais devagar ou mantenha um ritmo constante.

Depois que ela chegar ao orgasmo, seu clitóris mais do que provavelmente ficará muito sensível, por isso pode ser que ela queira que você pare de estimulá-lo ou que continue, para que possa ter mais um, mas ela é a única que sabe, portanto pergunte o que ela quer. No final, é bom abraçar sua parceira e lhe dizer como você se sente com relação a ela. Enlace-a, beije-a e abrace-a apertado! Tente não se apressar e afastar-se de imediato, sem dar a ela um tempinho para se desaquecer.

# AGORA *você* JÁ SABE

É claro, o prazer do orgasmo é algo que você pode dar a si mesma e aprender a fazer isso muito bem, mas também pode ser muito divertido com um parceiro. Como sempre, a chave é manter a mente aberta e assumir o compromisso de se comunicar e se conectar.

A estimulação oral e a manual são as principais formas pelas quais as mulheres conseguem atingir o orgasmo, mas muitas chegam ao clímax durante a relação sexual também. Existem truques para isso, e eles às vezes incorporam as técnicas aprendidas neste capítulo, mas não é impossível chegar ao orgasmo durante o sexo. Agora vamos descobrir como!

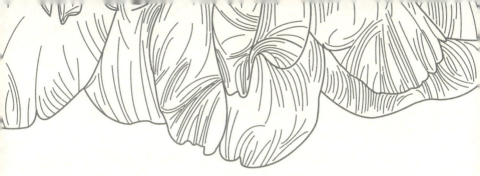

CAPÍTULO 7

# ESCOLHA AS POSIÇÕES

*"Vista através do ardor de um orgasmo que se aproxima, a mulher parece se abrasar de glória angelical."*
— **LARRY NIVEN, AUTOR AMERICANO DE FICÇÃO CIENTÍFICA**

Estudos mostram que as mulheres são mais propensas a chegar ao orgasmo com a ajuda da estimulação oral ou só com ela, do que por meio das relações sexuais apenas. Mas nenhuma mulher do planeta precisa que um estudo lhe revele isso! Vamos enfrentar os fatos. O caminho mais difícil até o orgasmo, para qualquer mulher, é a relação sexual. Por quê? Porque *não* estamos projetadas para chegar ao clímax a partir de um movimento para dentro e para fora. O atrito da relação sexual é o que faz um homem chegar ao orgasmo. Esse movimento para dentro e para fora, além disso, não atinge as nossas partes mais sensíveis. É claro que é agradável de outras maneiras, mas a possibilidade de que qualquer uma de nós chegue ao clímax dessa maneira, sem qualquer outro tipo de assistência, é extremamente rara.

O número de mulheres que atinge o clímax só por meio de relações sexuais é tão pequeno que é quase milagroso que isso aconteça. No entanto, nós, mulheres, até nos recriminamos quando não conseguimos ter um orgasmo dessa maneira. Achamos que existe algo errado conosco, que somos de alguma forma defeituosas. É uma surpresa quando sabemos como é comum *não* ter um orgasmo durante a relação sexual!

É simplesmente assim que as coisas são. É a Natureza, você não pode mudar a sua fisiologia, e não há nenhuma razão por que deveria fazer isso. Temos outras opções – e até mesmo durante o ato. Neste capítulo, vamos fornecer descrições detalhadas e diagramas das posições sexuais mais favoráveis para as mulheres chegarem ao clímax durante o ato. E não só vamos descrever as posições sexuais mais favoráveis para a mulher chegar ao orgasmo, como também vamos descrever todas as formas maravilhosas pelas quais você "trapaceia" ao conseguir a penetração que tanto deseja.

( Continue beijando durante o sexo e você vai manter uma poderosa conexão emocional com seu parceiro, enquanto o cavalga, mexe os quadris e os gira — e vai conseguir um orgasmo muito mais intenso! )

## TOMA *essa*, NATUREZA!

Erin, uma consultora de recursos humanos de 30 e poucos anos, me procurou há alguns meses porque estava frustrada com sua vida sexual.

— Claro que tenho orgasmos — disse-me ela com tristeza (com tristeza?) — Mas quero começar a tê-los, sabe, do jeito "natural".

— Do jeito natural? — perguntei.

— Sabe, durante o sexo. Quero dizer, já cheguei bem perto disso. Às vezes, quando meu namorado e eu ficamos na posição cachorrinho, eu quase chego lá. Mas então... Não sei. Simplesmente não consigo cruzar a linha de chegada. É como se eu tivesse algum defeito ou algo assim.

Parte de mim queria rir. Parte de mim queria sacudi-la. Mas a maior parte de mim estava triste com a situação, porque, como eu já disse, as mulheres realmente acreditam que, se não conseguem atingir o clímax durante o ato sexual, todo o resto é, de algum modo, não natural. Respirei fundo e expirei.

— O que faz você pensar que ter um orgasmo durante o sexo é a única forma "natural" de se ter um?

Ela olhou para mim por um minuto e depois disse:

— Bem, você nunca vê as mulheres dos filmes precisarem de ajuda "extra".

— Você acredita em tudo que vê nos filmes? — perguntei a ela.

— Acho que não — ela respondeu e desviou o olhar. — Mas tenho amigas também. Amigas que dizem que conseguem atingir o clímax durante o sexo.

— Você já perguntou a elas como conseguem isso, quero dizer, *especificamente*, com detalhes, sem censura?

— Não.

— Ótimo. Porque vou lhe dizer uma coisa agora.

Expliquei a forma da vulva, a localização do clitóris e os ângulos de penetração. Mostrei a ela com um modelo como, nove em cada dez vezes, o pênis nem sempre consegue atingir o ângulo necessário para estimular o clitóris.

— É pura física — resumi e ela começou a entender.

Meu conselho foi que ela continuasse praticando na posição que lhe dava o resultado mais positivo: por trás, no estilo cachorrinho. Então sugeri que, quando ela e o namorado estivessem nessa posição, ele deveria dar um jeito de alcançar e estimular o clitóris da maneira que ela iria lhe ensinar ou ela mesma deveria fazer isso, enquanto ele a penetrava.

Ela voltou na semana seguinte e disse que tinham tentado, mas simplesmente não conseguiram fazer a coisa funcionar. Isso também não é incomum. Pense na habilidade de realizar várias tarefas ao mesmo tempo que é preciso ter quando nem você nem o seu parceiro estão com disposição para se concentrar em padrões de massagem, pressão aplicada e esse tipo de coisa. Então dei a ela outra recomendação.

— Um vibrador? — ela perguntou, parecendo um pouco escandalizada. — Mas isso não é nem um pouco natural!

Expliquei-lhe que a Natureza é que fez o cérebro que concebeu a invenção e que até a Natureza podia ser aperfeiçoada. Ela concordou em dar uma chance ao vibrador.

Recomendei o Hitachi Magic Wand (o grande pai dos vibradores) e que, da próxima vez que estivesse fazendo sexo com o namorado, ela deveria colocá-lo sobre o clitóris ou perto dele ou até mesmo sobre o abdômen inferior. Ela preferiu colocá-lo logo acima do clitóris e *boom*! Ela teve um orgasmo.

Eu lhe disse que isso devia ser só o começo de suas experiências e que havia muitas outras coisas que ela poderia tentar (posições, por exemplo, que nós vamos descrever neste capítulo). Mas também garanti que, se essa fosse a única maneira pela qual ela conseguia ter um orgasmo durante o sexo, devia comemorar o fato de ter encontrado o caminho.

— Não há maneira certa ou errada de se ter um orgasmo durante a relação sexual — eu lhe disse.

# O *aquecimento*

Todas as mulheres precisam de pelo menos algumas preliminares antes da relação sexual para garantir o orgasmo. É verdade, há um punhado de mulheres que consegue ir de 0 a 100 em questão de minutos, mas a maioria de nós precisa aquecer os motores antes de chegar ao apogeu. Os homens, por outro lado, não são assim. Diga a palavra *sexo* para seu parceiro e seu "pistão" vai aparecer de imediato, totalmente preparado para entrar em ação. Assim, mesmo que você provavelmente já tenha dito ao seu amante muitas vezes que precisa de um pouco mais de ação antes da ação, pode descobrir que ainda precisa lhe dizer isso muitas e muitas vezes. Seja paciente – ele não pode evitar ficar excitado e se sentir um grande sortudo quando percebe que sua linda parceira realmente quer ter sexo com ele! Lembre-se de que as preliminares não têm de ser abertamente sexuais. Claro que podem ser, mas também pode ser algo que comece a criar a atmosfera certa, como um banho quente. Ou que desperte os seus sentidos, como uma massagem de corpo inteiro. Ou até mesmo algo que a poupe do trabalho pesado da vida – como colocar as crianças na cama! Preliminar é qualquer coisa que relaxe você e a deixe com disposição para começar a se excitar.

Eis uma técnica que eu recomendo para casais na qual você faz uma contagem dos níveis da excitação que atinge, desde o momento em que ele começa a fazer algo em você ou por você. A escala vai de 1 a 10, sendo que 1 corresponde a "Ei, estou começando a ficar excitada" e 10 a "Uau! Me penetre agora mesmo!" Talvez ele esteja massageando seus ombros ou acariciando você. Talvez esteja massageando seus seios ou estimulando-a com os dedos. Talvez esteja lhe dando a melhor "surra de língua" da sua vida! Experimente essa técnica parando o que quer que esteja fazendo por volta do 7 e começando o ato sexual propriamente dito. É bem possível que a excitação da penetração possa levá-la ao êxtase!

Minha cliente Frieda queria desesperadamente ter um orgasmo durante a relação, mas nunca tinha conseguido. Isso era causa de uma constante frustração para ela. Tentei descobrir por que os orgasmos resultantes de estimulação manual e oral não a satisfaziam, mas ela não conseguiu me dizer o por quê.

– Sempre tive a fantasia de ser espancada por um homem sexy e maravilhoso, com músculos bem torneados e um você-sabe-o-quê bem grande. E na minha fantasia eu gozo várias vezes, só de senti-lo dentro de mim!

— É uma bela fantasia — concordei.

— Eu sei — ela respondeu, com um sorriso malicioso.

— Mas é só uma fantasia, certo?

Então descrevi todos os elementos orgásticos da anatomia feminina e expliquei que, embora houvesse outras áreas orgásticas além do clitóris, esse era na verdade o "botão mágico".

— Então, se eu não tiver nenhum tipo de estimulação no clitóris, provavelmente não vou chegar lá.

— Provavelmente não. Mas você pode treinar para ter orgasmos com estimulação em outros lugares que você conhece. — Expliquei a ela o que está descrito no capítulo 4. — Você só tem que fazer uma poderosa associação e deixar que a mente convença seu corpo de que é possível.

— Estou disposta a tentar qualquer coisa — ela disse.

Meu tipo favorito de cliente!

Sugeri que Frieda praticasse o exercício da escala de excitação, descrito anteriormente, com o namorado, Mark. Quando ela achou que estava próxima ao 7, com a sensação que ia chegar ao orgasmo com a estimulação oral, ela o afastou e encorajou-o a penetrá-la. Ela me disse que começaram a fazer sexo, então, mas bem devagar — quase insuportavelmente devagar.

— Eu disse a ele para ir em câmera lenta — ela contou.

— Bom conselho — elogiei.

Os movimentos em câmera lenta não pareceram muito naturais de início, mas foram importantes para prolongar o êxtase.

— Fiquei tão excitada que poderia ter gritado — ela disse.

Frieda me contou que o seu nível de excitação chegou ao máximo e tudo o que ela queria era senti-lo se movendo dentro dela. Mas só quando ela permitiu, ele começou a ir mais rápido e mais fundo. Em algumas ocasiões, ela chegou ao orgasmo e, em outras, chegou bem perto. Nessas ocasiões, descobriu que, se ficasse por cima, depois de toda aquela excitação, quase sempre conseguia chegar ao clímax. Por isso, não tenha receio de tentar variações de tudo o que aprendeu neste livro!

## COM A MÃO *na massa*

Assim como os homens tendem a estar afiados, esperando que estejamos prontas e preparadas no mesmo instante que eles, muitos também começam o ato sexual da mesma maneira. Eles iniciam a penetração e começam a se movimentar com fúria. Você precisa impedir que isso aconteça! Sabe por quê? Porque a maioria das mulheres acha que a primeira sensação da penetração é um dos aspectos mais excitantes do sexo. Na verdade, rapazes, se vocês não tiverem pressa e prestarem mais atenção a esse movimento inicial, perceberão que ele de fato é muito prazeroso para ambas as partes. Então por que a pressa? Quando o seu amante arremeter para dentro da vagina, faça com que ele realize o movimento completo para fora novamente e preste atenção nas outras regiões do seu corpo, como o pescoço e os mamilos. Então ele pode arremeter novamente — e para fora de novo. Ainda uma vez, pode entrar em você e sair novamente. Parar e recomeçar, parar e recomeçar. Façam isso muitas vezes, tantas quantas aguentarem, e você vai descobrir que vocês dois chegarão ao orgasmo rápido e vigorosamente.

## A CABEÇA NO LUGAR *certo*

Às vezes as mulheres pensam em outras coisas que não ajudam a mente a se concentrar em ter um orgasmo. E às vezes elas ficam tão preocupadas em ter um orgasmo que nenhum tipo de estimulação é capaz de fazê-las chegar lá – muito menos chegar lá durante o ato sexual. O melhor presente que você pode dar a si mesma é manter a cabeça no lugar certo. É muito simples. Basta pensar: *estou ansiosa para usufruir deste prazer delicioso que estou recebendo*. Eis algumas dicas para ajudá-la a manter a sua mente onde ela deve estar:

### Saia da cabeça
Não é hora de pensar na sua conta bancária nem de se preocupar com o pagamento da babá. De alguma forma as calhas do telhado vão ser limpas, mas se é aí que sua cabeça está agora, sua mente está definitivamente na "calha" errada. Tenha pensamentos sensuais. Fantasie. Eu sei que você sabe como.

### No tempo certo
Creio que posso dizer com certeza que, três minutos antes do despertador tocar e as crianças começarem a correr pela casa enquanto você dá início à louca corrida para aprontar todo mundo para ir aonde precisam ir, não é o momento certo para pensar em ter um orgasmo durante a relação sexual.

### Livre-se das distrações
Nem telefone celular, nem telefone fixo, nem tablet, nem laptop, nem TV (a menos que tenha um filme erótico passando) são permitidos em sua zona de orgasmos. Livre-se deles, pelo menos colocando-os na sala ao lado!

### Aprenda a relaxar
Ninguém que esteja fazendo sexo com você neste exato momento se importa com que tipo de cara você vai fazer quando chegar ao clímax ou com qualquer um dos ruídos que possam vir de você. Na verdade,

a pessoa que está fazendo sexo com você neste minuto mal pode esperar para ver como você fica mais bela quando tem um orgasmo. E os ruídos apenas servem para aumentar essa excitação — para você e para seu amante. Deixe seu orgasmo levá-la além dos limites e saboreie a sensação de ficar fora de controle.

### Qualquer coisa por um orgasmo clitoriano...
Não tenha medo de usar suas próprias mãos ou dedos ou um acessório em si mesma, enquanto seu parceiro a penetra. E se você gostaria que ele fizesse qualquer dessas coisas, peça. Tenho certeza que ele vai atendê-la — e com muita satisfação.

### Em favor de um orgasmo do ponto G...
Certifique-se de dar a essa área preliminares suficientes antes da relação sexual. Eis um truque legal que envolve um desses "inocentes" brinquedos sexuais caseiros de que falamos: um travesseiro. Na posição papai e mamãe, coloque um travesseiro sob a parte inferior das costas, inclinando os quadris para a frente. Essa é uma ótima maneira para a mulher conseguir um orgasmo do ponto G. E veja: o parceiro não deve ficar muito preocupado em "apontar para o seu umbigo" aqui. Nesse ângulo, cada estocada vai estimular e massagear o ponto G, e não há nenhuma maneira de você não sentir a estimulação nessa região usando essa técnica.

### Controle a velocidade
Vá devagar quando precisar e mais rápido quando você quiser. Cabe a você decidir o que é melhor.

### Não fique neurótica
Pare de dizer "Isso não está funcionando. Eu não consigo ter um orgasmo assim!" E comece a dizer coisas como "O que aconteceria se eu inclinasse meus quadris um pouco para a esquerda agora?"

# *Onde* VOCÊ QUER QUE EU COLOQUE AS PERNAS?

O restante deste capítulo é sobre posições sexuais — aquelas que mais podem aumentar a probabilidade do orgasmo e intensificar essa experiência para as mulheres! Recomendo que os casais o leiam juntos e conversem a respeito para que ambos tenham certeza de que realmente sabem que posição vão fazer. Perder um detalhe pode significar perder um orgasmo.

Eu sei que vocês já tentaram a maioria dessas posições antes, mas não descartem o que está escrito aqui porque acham que já sabem tudo. Cada uma das posições relacionadas neste livro foi modificada, de um modo ou de outro, para torná-la mais orgástica.

## PAPAI E MAMÃE

Muita gente acha que esta posição é o velho "feijão com arroz", a que exige o mínimo de imaginação. No entanto, quando realizada com o prazer da mulher em mente, pode ser uma das posições mais propícias para o orgasmo.

No papai e mamãe a mulher fica de costas, com o amante na frente dela, sobre seu corpo, entre suas pernas abertas e dobradas. Se ele fizer a penetração num ângulo maior, com as arremetidas vindo de cima, em vez de ser apenas um movimento para dentro e para fora, ele pode conseguir esfregar o pênis contra o clitóris. Se começar o movimento de baixo e empurrar para cima, ele pode apontar para o ponto G. Se fizer o papai e mamãe num ângulo mais perpendicular em vez de num ângulo mais tradicional, quase paralelo, ele pode massagear o clitóris com o polegar, enquanto a penetra — e até mesmo usar uma cápsula de vibração em torno do clitóris durante a relação sexual. Existe agora um novo vibrador de dedo, chamado Vibrating Touch, que é perfeito para essa manobra.

Aqui está outra variação. Em vez de abrir as pernas, ela pode mantê-las fechadas, o que significa que ele vai ter que se espremer para penetrá-la, aumentando o atrito e agradando a ambos. Para aproveitar ao máximo a posição, ele deve esfregar a ponta do pênis contra o clitóris dela por um tempo antes da penetração – para a frente e para trás e para os lados. Durante toda a relação, ela deverá continuar a manter as pernas fechadas o máximo que puder enquanto ele a penetra. Essa é também uma ótima técnica para penetrações anais, mas vamos falar nisso mais para a frente.

Em outra variação do papai e mamãe com as "pernas juntas", ela se deita de costas com as pernas fechadas e ele a penetra lentamente, dando dez longas estocadas (o que significa contar até três ao entrar e até três ao sair). Então, volte ao padrão papai e mamãe, com as pernas em volta dele, quando ele deve dar dez estocadas mais curtas. O casal deve alternar várias vezes até que ela exploda num orgasmo.

Também a partir da posição papai e mamãe, ela deve ficar de costas, com as duas pernas juntas, mas desta vez com os joelhos flexionados. Ela descansa ambas as pernas sobre um dos ombros dele enquanto ele a penetra. Aqui vai uma dica: o ombro escolhido deve ser o ombro do lado *oposto* ao lado mais sensível do clitóris. Por exemplo, se o lado esquerdo do clitóris é mais sensível, ela irá colocar as pernas sobre o ombro direito dele e vice-versa. Como vai sentir mais atrito de um lado do que de outro, ela vai receber o estímulo de que precisa para atingir o clímax muito mais rápido.

É claro, parte da excitação da posição papai e mamãe para a mulher é a sensação de ser "possuída", assim interprete com bastante ênfase o papel da submissão, dê vazão às fantasias e o orgasmo vai rolar! Aqui, as pernas dela podem estar para cima ou para baixo, não importa, porque o que interessa é o que os braços dela estão fazendo. E na verdade, eles não estão fazendo nada, a não ser abraçar o parceiro. Uma vez dentro dela, ele pode agarrar as mãos dela e esticar seus braços para que seus corpos fiquem na forma de um T. Com os braços imobilizados, ela é incapaz de controlar o que acontece com ela, ela não pode afastá-lo ou puxá-lo para mais perto e, literalmente, seu prazer fica nas mãos dele.

Essa variação é incrivelmente estimulante, graças à penetração profunda e à fricção deliciosa que proporciona. Aqui, ela se deita com as nádegas na borda da cama e as pernas para cima, no ar. Ele então a penetra e começa a empurrar levemente. Enquanto empurra, ele segura os tornozelos dela com as mãos e faz com as pernas o movimento da tesoura, cruzando-as e abrindo-as. O movimento das pernas dela estimula as paredes vaginais, bem como a entrada da vagina, e também provoca uma pressão variada sobre o pênis. Diversão para ambos!

Aqui está uma posição eficaz e divertida que é ótima para a estimulação do ponto G. Ela fica deitada de costas, com os joelhos dobrados e mantidos juntos. Ela levanta as nádegas um pouco e ele se ajoelha embaixo, de modo que as nádegas dela se apoiem na parte da frente das coxas dele. Ela abre as pernas na altura dos joelhos e coloca um pé sobre cada um dos ombros dele. Ela pode se sustentar, ou mantendo as mãos sobre a cama ou colocando travesseiros sob as costas. As mãos dele permanecem livres e podem segurá-la pela cintura, o que é muito sexy e viril, e lhe dá a chance de controlar a penetração.

Aqui está uma manobra que pode ser feita em muitas posições, mas parece funcionar melhor na posição papai e mamãe, porque é quando ele tem mais equilíbrio e controle. Uma vez dentro dela, ele aponta o pênis primeiro para o lado esquerdo da vagina, durante três longas estocadas, e em seguida dá mais três estocadas para a direita.

Depois, mais três para a esquerda e mais três para a direita, e assim por diante. O ritmo que essa manobra provoca vai fazer a terra tremer, para ambos os parceiros.

E, rapazes, se vocês realmente querem mostrar a ela "quem está no comando" (ha-ha), tentem isto na próxima vez que estiverem juntos: quando ela começar a se aproximar do clímax, tire rapidamente o pênis da vagina, então, tão rápido e repentinamente quanto tirou, empurre-o novamente e continue empurrando até a conclusão. Para muitas mulheres, a interrupção causa mais tensão sexual e realmente aumenta a força do orgasmo.

## *Cavalgada*

Em seu livro *The Case of the Female Orgasm*, a dra. Elizabeth Lloyd diz que as mulheres são muito mais propensas a ter um orgasmo quando estão por cima. Quando a gente pensa bem, isso faz sentido e por muitas razões. Quando está por cima, você comanda tudo — o ângulo de penetração, a velocidade das estocadas, é praticamente você quem controla o modo como o barco balança. Mas e se você não se sentir confortável com todo esse poder?

Uma vez tive uma cliente a quem chamarei de Stella que, ao longo de toda sua vida sexual, só conseguia ter um orgasmo se estivesse por cima. Então, algo mudou dentro dela.

— Fui casada durante cinco anos, e nunca tive nenhum problema ao ficar por cima. Mesmo quando estava grávida de Emma (sua filhinha), eu ainda adorava a sensação de olhar para o meu marido enquanto ele olhava meu corpo e se sentia cada vez mais excitado. Mas desde que tive o bebê, não me sinto mais a mesma.

— Você ainda assume a liderança? — perguntei-lhe.

Ela balançou a cabeça.

— Ah, não. Não gosto do jeito como meu corpo está agora, e não quero nem imaginar o que Stan pensaria de mim, sendo o hipopótamo que sou agora, pulando para cima e para baixo sobre ele. Creio que não aguentaria ler nos olhos dele que ele não me acha tão atraente como achava antes do bebê.

— Você já tentou ficar por cima?

— De jeito nenhum. Ele tentou fazer isso, mas eu simplesmente não consigo.

— Porque ele sabe que é mais fácil para você chegar ao clímax assim.

— Claro. Quer dizer, ele não me disse isso. Brinca comigo e me diz que sabe que eu gosto de ficar no controle e tudo mais. Mas eu simplesmente não me sinto confortável com isso agora.

— Você devia dizer isso a ele — recomendei, e foi o que ela fez. Eu tinha a sensação de que ele a ajudaria e de fato ajudou. Ele lhe disse que a achava absolutamente linda, ainda mais bonita do que quando se conheceram, e que adorava o corpo dela do jeitinho que estava. Mas também compreendia que ela tinha que se sentir bem com relação ao seu corpo, então ele fez algumas sugestões. Eles tentaram fazer sexo com as luzes apagadas, tentaram com ele de olhos vendados e, quando ela se sentiu livre da pressão que representava o olhar dele, foi capaz de chegar ao clímax novamente.

— Isso é ótimo! — afirmei-lhe. — Mas ainda há um caminho a percorrer.

Falamos sobre a autoestima e a imagem corporal e passamos um bom tempo nos esforçando para melhorá-las. Isso não aconteceu da noite para o dia, mas ela acabou conseguindo assumir o comando novamente — e completamente à vista.

# A MULHER *por cima*

Aqui estão algumas das posições que Stella e Stan e muitos dos meus clientes tentaram. Experimente cada uma delas e veja se também funcionam com você.

Como eu disse, a posição com a mulher por cima pode ser superorgástica, mas só se você controlá-la de um modo que seja o melhor para você. Você precisa se sentir confortável e estável; não há nada pior do que perder o equilíbrio e cair no calor do momento, só para descobrir que perdeu toda a excitação!

Com você escarrapachada sobre ele, voltada para a frente, descanse as mãos em cada lado do corpo dele e altere o ângulo da penetração, inclinando-se para a frente e certificando-se de que o pênis, ao penetrá-la, esfrega-se contra o clitóris, ao entrar e ao sair.

Agora tente montá-lo, voltada para os pés dele! Agarre os tornozelos dele e deslize para cima e para baixo. Ou, em vez de simplesmente deslizar para cima e para baixo, faça um movimento em oito com os quadris.

Ou tente o seguinte: ao montá-lo enquanto ele está deitado, não se ajoelhe sobre ele, mas agache-se. Você pode olhar para ele ou se virar ao contrário e cavalgá-lo, mirando o "pôr do sol". Você provavelmente vai querer treinar agachamentos na academia antes de tentar essa posição, para certificar-se de que suas pernas estão bonitas, fortes e prontas para percorrer longas "distâncias".

Acrescentar alguns adereços — como um banquinho ou uma cadeira — pode ser muito divertido! Ele se senta no banco. Então você se senta de frente para ele com as pernas em volta de sua cintura. Ele coloca uma mão em suas costas e a outra sob as suas nádegas. Antes de começarem, faça alguns exercícios Kegels — pelo menos vinte ou trinta, ou tanto quanto você aguentar — para que ambos possam saborear a sensação. Quando vocês não estiverem mais aguentando, comecem o sexo propriamente dito. Mas mantenha os músculos da vagina contraídos enquanto isso.

Agora peça para que ele se sente numa poltrona espaçosa e sente-se em cima dele, de frente. Incline-se um pouco e coloque as pernas sobre os ombros dele, deixando-as soltas sobre o encosto da cadeira. Enquanto ele segura firme seus quadris e você se movimenta, ambos vão fazer um bom exercício físico — para não mencionar a incrível estimulação do ponto G.

E aqui está outra ótima maneira de usar a cadeira. Ele se senta com as pernas abertas na borda e você fica em cima dele, de frente, com as pernas firmemente enlaçadas em torno dele. Ele coloca as mãos em sua cintura. Agora, em vez do costumeiro "movimento para dentro e para fora", você gira em cima dele enquanto ele a ajuda nessa manobra. Uma ótima maneira de obter a estimulação do clitóris que você tanto anseia!

## DE LADINHO

Nada mais gostoso do que a posição em que o homem se aconchega à mulher por trás. Mas você sabia o quanto essa posição pode ser orgástica? Experimentem se deitar juntos, os dois do mesmo lado da cama e olhando para fora, com suas costas contra o peito dele. Quando ele penetrá-la, comece a estimular o clitóris com os dedos ou a mão ou ele pode fazer isso por você. Você também pode usar uma cápsula ou um Pocket Rocket, enquanto balança para trás e para a frente. O que quer que a satisfaça mais!

Varie essa posição inicial colocando um travesseirinho embaixo das nádegas e mantendo as pernas levantadas. Ele vai ficar deitado perpendicularmente a você, com uma perna reta, outra perna dobrada, e a perna dobrada pairando sobre uma das suas pernas, fazendo um X. Mantenha as pernas no ar enquanto ele a penetra. Se ficar cansada, você também pode baixar as pernas. Varie isso, mantendo a mesma posição, mas dobrando as pernas na altura dos joelhos sobre os quadris dele. Então, movimente ambas as pernas sobre seus quadris, dando acesso direto ao pênis.

Tive outra cliente, Jane, que tinha finalmente desistido de tentar ter orgasmos durante o sexo. Ela estava colocando ênfase demais nisso e percebeu que nem ela nem seu marido, Jeff, estavam se divertindo mais com o sexo.

Então o que você acha que aconteceu? Ela começou a tê-los. Sua primeira vez foi nessa posição que acabamos de descrever.

— Eu tinha muita vergonha de usar acessórios sexuais com Jeff — ela admitiu. — Mas algo aconteceu naquela manhã. Nós tínhamos acabado de acordar e ele me abraçou por trás, e isso levou direto ao sexo. Foi no início da manhã e eu estava de frente para minha mesa de cabeceira. Então simplesmente pensei, "Dane-se. Vou abrir a gaveta e pegar o meu vibrador e gozar com ele. Se pensar muito, vou ficar constrangida demais para pegá-lo".

# DE VOLTA *à ação*

O estilo cachorrinho é uma posição ousada, mas também extremamente excitante tanto para os homens como para as mulheres. Para os homens, a penetração é imbatível. Para as mulheres, a penetração é também muito excitante, especialmente se o pênis tiver num ângulo que lhe permita atingir o ponto G. A profundidade da penetração nessa posição também ajuda as mulheres a atingir o orgasmo do colo do útero. Mas, como falamos anteriormente, o homem tem que ser muito gentil quando entrar em contato com o colo do útero. Se seu amante ficar animado demais nesta posição, pode ser que você não a aprecie muito.

Da próxima vez que fizer amor na posição cachorrinho (e estamos falando de penetração *vaginal* aqui, não anal), tente o seguinte: enquanto ele arremete para dentro, deve alcançar o clitóris e estimulá-lo com uma mão; com a outra, ele deve pegar levemente uma de suas nádegas e empurrá-la para o lado. Agora, a cada estocada, ele empurra o seu bumbum para o lado, o que acrescenta um pouco mais de ação à mistura e provoca algumas sensações interessantes.

Mesmo que você adore a posição cachorrinho, às vezes ela pode ser desconfortável, como todas nós já sabemos muito bem. Mas isso não é motivo para descartá-la. Você só precisa ajustá-la para atender seu nível de conforto. Aqui estão algumas maneiras: na primeira variante, ela mantém as pernas juntas, enquanto as dele ficam afastadas, do lado de fora das dela. Na segunda, ela mantém as pernas afastadas, mas descansa os braços, a cabeça e o peito num travesseiro e levanta o bumbum para cima. Para melhorar a experiência, ele não deve simplesmente penetrá-la. Deve acariciá-la suavemente nos ombros e nos seios e beijar seu pescoço, seu rosto e seus lábios.

Minha cliente Amanda odiava a posição cachorrinho, mas essa era a favorita de Henry. Ela não queria nem pensar mais nesse assunto, mas a persistência dele levou-os ao meu consultório.

— Vamos primeiro entender o que você tanto odeia nessa posição — eu lhe disse.

Ela ficou em silêncio por um momento antes de responder.

— Na verdade — ela disse — nem sempre a odiei. Ela costumava ser uma ótima maneira de eu ter um orgasmo durante o sexo. Foi só recentemente que se tornou tão desestimulante.

— Lembra-se de ter acontecido algo específico que fez você mudar de opinião?

— Não, na verdade, não. Creio que pode ser porque ele sempre quer transar dessa maneira, e eu acho que talvez seja melhor variar um pouco. Também... acho que é um pouco degradante — disse ela, olhando para Henry. — Sinto muito — ela lhe disse, e ambos olharam para mim.

— Bem, eu com certeza entendi a parte de ser preciso mais variedade — eu lhes disse. — Isso é fácil e eu acho que vocês podem muito bem solucionar esse problema por conta própria. — Ambos sorriram e desviaram o olhar. — Mas devemos entender melhor por que você acha essa posição humilhante, Amanda.

— Bem, na verdade é porque, quando ele está me penetrando assim... eu não sei... ele parece tão anônimo, sabe? Não há intimidade ou conexão nessa hora. É como se ele estivesse fazendo isso com qualquer uma.

— Ah, e o que você acha, Henry?

— Não sei. Acho que fico muito concentrado nas sensações. No entanto, nunca senti que não estivesse ligado a ela.

— É como se nós não tivéssemos nenhuma ligação como casal, quando fazemos amor dessa maneira — interrompeu Amanda. — Ele fica frio e animalesco comigo. Nunca me beija durante o ato, e às vezes me machuca.

— Eu machuco você?

— Sei que não é de propósito — ela continuou. — Acho que ele fica muito envolvido no momento e não me ouve quando eu grito de dor.

— Vocês já conversaram sobre isso antes?

— Não — disse Henry, que agora parecia magoado.

— E se você tentasse outra vez, Amanda, agora que ele sabe o que fazer?

— Pode ser — disse ela.

— E, Henry, você acha mesmo que poderia tentar ser mais romântico? Talvez beijá-la ou abraçá-la, ou até mesmo estimulá-la se ela quiser?
— Claro — disse ele. — Sem dúvida.
E foi isso o que eles fizeram. Sugeri que começassem em outras posições primeiro e depois passassem para a posição cachorrinho. Se ela não quisesse ficar nessa posição, ele não deveria pressioná-la e ela não deveria recusar arbitrariamente. Se eles concordassem em fazer amor nessa posição, ele deveria manter um ritmo lento, a menos que ela pedisse para ele ir mais rápido, e ele deveria usar as mãos para acariciá-la no pescoço, nos ombros, nas costas e nas nádegas.
Eu disse a ele para beijá-la muito, nos lábios, no pescoço, nas costas, e se expressar em palavras.
— Diga-lhe o quanto ela é maravilhosa e bonita — sugeri a ele. — E chame-a pelo nome. A última parte foi fundamental, porque realmente serviu para conectá-los e provar que ela não era qualquer uma quando do estavam fazendo amor nessa posição. E, felizmente, depois que a situação ficou mais amorosa, Amanda começou a apreciar a posição cada vez mais, e passou do anátema para o nirvana. E por falar em nirvana...

# Kama Sutra!

O *Kama Sutra* pode ser antigo, mas seus segredos são tão saborosos para os amantes de hoje quanto eram há milhares de anos. Aqui estão algumas das minhas posições favoritas desse antigo texto, aquelas que eu sinto que funcionam melhor para as mulheres que procuram ter orgasmos durante o ato.

### O Abraço do Leite e da Água
Nesta posição, o homem fica na beirada da cama, com as pernas penduradas, e a mulher no colo, de frente para ele, com as mãos sobre seus ombros, os joelhos de cada lado dos seus quadris, com os pés ao lado das pernas dele. Ela também pode se ajoelhar ou se agachar sobre ele – o que for melhor para ela.

### União Suspensa
Nesta desafiadora posição de pé, ele fica com as costas contra a parede e ela de frente para ele, envolvendo-lhe o pescoço; em seguida, ela pula para envolver sua cintura com as pernas. Ela mantém os joelhos flexionados e apoia os pés na parede. Ela controla o ritmo, balançando para a frente e para trás, enquanto ela empurra os pés contra a parede.

### De vento em popa
Nesta posição de penetração lateral, a mulher fica de lado e estende a perna de baixo. Ele se ajoelha entre as coxas dela, encosta um joelho na perna de baixo dela e levanta a perna de cima da mulher sobre suas costas, como se fosse um mastro. Agora, ele a penetra e empurra, ao mesmo tempo que apoia os braços e os ombros dela. Aqui ele pode usar as mãos livres para estimulá-la tanto quanto ela deseja.

## UMA *hora* NO CÉU
A sabedoria convencional diz que uma sessão de sexo dura em média de 15 a 20 minutos. Então, como você pode melhorar isso? Pode começar dedicando mais tempo a ele, gastando menos tempo para fazer o jantar ou pagar contas ou até mesmo no Facebook ao longo do dia. Então, quando se trata de passar um tempo gostoso com seu amante, saiba que o melhor é não se apressarem ou fazerem tudo às

pressas sempre que podem. Admita, assistir TV juntos não é passar um tempo gostoso com seu amado. Mas temos que mudar nossas prioridades. Os momentos que você passa com seu amante têm que ter precedência sobre uma pia cheia de louça suja. Tempo com você mesma, amando a si mesma, é certamente uma prioridade em relação a responder aos seus e-mails. É importante começar a mudar o foco da sua vida, para rever a maneira como você vê as coisas. Porque, quanto mais tempo você passar concentrada no seu eu orgástico, mais orgástica você vai ser, mesmo durante a relação sexual.

No próximo capítulo, você será apresentada a todas as maneiras pelas quais pode mudar suas prioridades, mas primeiro você precisa praticar um jogo antes de ter qualquer tipo de relações sexuais à noite.

Coloque um timer na sua cama e configure-o para 15 minutos. Tudo o que eu quero que vocês façam durante 15 minutos é tirar a roupa. Lentamente. Languidamente. Sensualmente. Assista ao seu amante enquanto ele remove toda a roupa, peça por peça. Deleite-se com a alegria que você dá a ele enquanto remove cada peça da sua roupa. Fiquem frente a frente, nus, e realmente olhem um para o outro, até acabar o tempo programado.

Agora programe novamente o timer para mais 15 minutos, e desta vez eu quero que vocês se deitem juntos nus na cama. Aqui está a grande advertência: não se tocarem! Vocês podem fantasiar e compartilhar seus pensamentos enquanto estão deitados nus, mas estão proibidos de chegar perto um do outro.

Quando o tempo se esgotar, configure novamente para mais 15 minutos. Agora vocês têm permissão para se tocarem, mas não de maneira abertamente sexual. Vocês podem se beijar, estão autorizados a se acariciar gentilmente, e podem até se abraçar se é isso que desejam. Vocês podem provocar as regiões erógenas um do outro com os dedos ou com a boca, mas não podem tocar essas partes diretamente.

Quando o temporizador der o alarme novamente, prepare-se para os 15 minutos finais. Agora é hora de fazer o que der vontade. Estimular o clitóris, tocar o pênis, chupar, beijar, acariciar, dar e sentir prazer. Com o timer em movimento, veja quanto tempo vocês conseguem se tocar sem penetração. E depois da penetração, veja quanto tempo mais vocês conseguem aguentar sem nenhum tipo de movimento brusco. Quando o timer der o alarme novamente, vocês têm a minha bênção para fazer sexo de modo totalmente selvagem. Mas vocês conseguem esperar mais 15 minutos antes de chegar ao orgasmo? Não acho que vão conseguir!

# FIQUEM NO *momento* PRESENTE

O último ponto que quero frisar neste capítulo é muito importante, então preste atenção. Dei um curso básico sobre orgasmo para mulheres alguns anos atrás e, quando chegou a hora das perguntas e respostas, o que as mulheres mais queriam saber é se havia ainda alguma coisa que poderiam fazer, em qualquer uma das posições mencionadas, para aumentar suas chances de chegar ao orgasmo, além daquilo que eu já tinha citado. Aqui vai: faça o que fizer, não basta simplesmente ficar sentada ou deitada ali. Seja uma parte ativa do que está acontecendo com você. Faça a coisa acontecer. Balance os quadris. Gire-os. Faça movimentos circulares com a pélvis, faça oitos; o que for preciso, *eu quero que você faça*. Quero que você tente qualquer coisa que puder. Eleve o quadril para cima ou em círculo. Pegue a mão ou a parte de trás da cabeça dele. O que for preciso, eu quero que você faça. E quero que se sinta segura e confortável e suficientemente conectada para saber que você pode.

# AGORA *você* JÁ SABE

Para uma mulher, ter um orgasmo durante a relação sexual não é algo tão simples quanto estalar os dedos, mas também não é impossível.

Seja confiando na penetração peniana estratégica ou recorrendo a alguns acessórios para ajudá-la, essas técnicas podem ajudá-la a experimentar a incrível sensação do orgasmo. A ligação "elétrica" que você sente durante o clímax, enquanto suas regiões inferiores se contraem e relaxam em torno do membro do seu parceiro, é uma experiência que vale a pena toda a prática. É um sentimento inigualável.

Para chegar lá, repito, conexão e comunicação são fundamentais. Sem eles, ter um orgasmo durante a relação sexual vai ser impossível. É simplesmente assim que as coisas são. No próximo capítulo, vou apresentar todas as maneiras pelas quais você mantém a chama acesa e a proximidade no seu relacionamento. Descubra, aprenda e, acima de tudo, divirta-se!

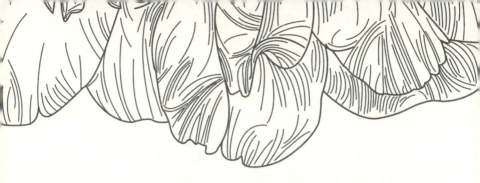

CAPÍTULO 8

# O ORGASMO COMO PARTE DO SEU DIA A DIA

*"Todo mundo devia viver até os 92 anos, ter um orgasmo e então cair morto."*
— JON CARROLL

V ocê sabe que os orgasmos são bons para você, física, emocional e psicologicamente, e sabe por quê. Agora também sabe como ter um orgasmo, sozinha ou com um parceiro, e usando todas as partes do seu corpo e outros implementos. O último obstáculo, então, é o "quando".

Quantas vezes você deve ter orgasmos? Sim, pelo menos uma vez por dia. Você pode saltar um dia? Com certeza. Mas não muitos. O que você tem que fazer é torná-los um hábito. Acostume-se a ter orgasmos em sua rotina. Você escova os dentes pelo menos duas vezes por dia. Você toma banho, escova o cabelo e hidrata o corpo. Tudo isso leva tempo, mas você não iria sequer sonhar em sair de casa sem fazer essas coisas.

Se consegue arranjar tempo para fazer esteira ou ir à academia, você consegue arranjar tempo para ter um orgasmo. Se pode reservar 25 minutos para assistir ao seu programa de TV favorito, pode arranjar tempo para um orgasmo (e em menos tempo, quanto mais você praticar). A ideia é torná-lo uma prioridade. Coloque a tarefa de ter orgasmos no topo de sua lista (no mínimo, acima de "passar aspirador na casa" e "lavar a louça do jantar") e você será mais feliz, mais saudável e mais sexy.

Neste capítulo, também vamos descobrir juntas muitas formas criativas de incluir seu parceiro no seu "plano de saúde". Vou lhe oferecer espaços em branco para você registrar seu progresso. No final deste capítulo, você será uma máquina de atingir orgasmos!

> **Dica rápida } ACABE COM A PRESSÃO**
> Quando o orgasmo não é o princípio e o fim do prazer que está dando a si mesma ou recebendo do seu parceiro, você consegue atingir o orgasmo de maneira mais rápida e poderosa.

# LIVRE-SE DA BAGAGEM
# *emocional*

Para viver uma vida plenamente satisfatória e altamente orgástica, você primeiro tem que abrir espaço em sua vida para receber o "novo". Isso tem que ser feito fisicamente, o que significa realmente incluir o sexo e os orgasmos em sua programação, inclusive mentalmente. Vamos entrar no planejamento um pouco mais tarde. Por enquanto, é hora de dar uma boa olhada no armário da sua psique. Descarte o que é inútil e abra qualquer "gaveta" que esteja mantendo fechada ou escondida. Eis o que fazer.

## Perca a vergonha

Não há coisa pior para uma vida sexual satisfatória do que sentimentos de culpa ou a vergonha que você possa ter com relação ao seu passado. Esses sentimentos podem ter sido ensinados a você por um adulto que lhe transmitiu ideias equivocadas (O sexo é sujo!) ou pela religião (O sexo é pecado!). Você também pode ter tido um encontro ou experiência que tenha incutido esses sentimentos em você. Talvez um dos mais difíceis seja a experiência sexual precoce. É incrível, mas esses tipos de experiência, do ponto de vista sexual, têm um impacto enorme sobre a pessoa que nos tornamos na idade adulta.

Na sua primeira vez, você foi pressionada a ter sexo? Foi criticada por suas habilidades e capacidades? Você se divertiu com essa experiência sexual? Contou sobre ela a outras pessoas ou a manteve em profundo segredo? Ou, nas situações mais extremas, você se sente culpada ou envergonhada por causa de uma situação de abuso ou molestamento sexual?

Depois que descobrir a causa desses sentimentos, você pode voltar a ter controle sobre suas situações sexuais. Pode identificar essas questões na sua vida? Anote-as numa folha de papel, que depois você pode queimar ou rasgar em pedacinhos. Ou elas não são tão evidentes e tangíveis para você — são mais como uma sensação de vergonha com relação à sexualidade, mas você não sabe dizer exatamente por que tem essa sensação?

Mesmo no caso das questões mais leves, é provavelmente uma boa ideia procurar algum tipo de terapia, para libertar-se desses demônios do desejo e abrir sua mente e seu corpo para todos os maravilhosos prazeres do sexo saudável. Lembranças dolorosas de escapadelas sexuais do passado não precisam influenciar seu prazer. Identifique-as, fale sobre elas com um amigo ou um terapeuta, e expulse-as de sua vida e do seu quarto de uma vez por todas.

Nancy estava com seus trinta e tantos anos quando veio me ver. Desde que se tornara sexualmente ativa, em torno dos 13 anos, ela fazia muito sexo e teve vários parceiros diferentes. Ela me procurou porque estava casada agora e, embora gostasse de fazer sexo com o marido, não conseguia ter orgasmos.

— Depois do sexo, vou ao banheiro e digo a ele que quero "me lavar". Abro a torneira para que ele não possa me ouvir e proporciono um orgasmo a mim mesma. Na verdade não me sinto confortável fazendo isso — disse ela. — Mas também não me sinto à vontade para conversar com ele a respeito. Quero muito ter um orgasmo com ele. Só não sei como.

Aconselhei Nancy a registrar sua própria história sexual — anotando cada experiência de que ela poderia se lembrar e de como se sentiu depois; se tinha ficado eufórica ou simplesmente se sentido bem ou entediada ou desconfortável ou envergonhada. Qualquer que fosse a primeira emoção que associasse a cada experiência, eu a aconselhei a continuar anotando.

— Tenho muita coisa para lembrar — ela riu, mas concordou em anotar o máximo de que podia se recordar e apresentar a lista na sessão seguinte.

Analisamos a história de Nancy, ao longo de várias sessões. Recapitulamos cada experiência e discutimos tudo profundamente. No final da nossa última sessão, tínhamos decidido que, devido ao volume de suas escapadas, ela realmente sentia um pouco de vergonha do seu passado sexual e não se achava digna de ter prazer com o marido, que tinha uma experiência sexual mínima.

Alguns meses depois, ela me escreveu um e-mail, dizendo que as sessões tinham sido uma experiência de cura tão forte que ela, finalmente, fora capaz de amar e aceitar a si mesma, desfrutar do sexo com o marido e chegar ao orgasmo.

Se não consegue identificar o que impede os seus orgasmos, você também pode fazer esse tipo de exercício, pois ele lhe será muito útil.

## Relaxe, liberte-se, rejuvenesça

Outro grande assassino do prazer: o stress. O stress é insidioso, pois se alimenta de si mesmo e, se você deixar, só aumenta. Ele tem uma missão: quer arruinar sua vida. Quer destruir você de dentro para fora. Você não pode deixar que ele faça isso. Ele não só é ruim para a vida sexual, é terrível para a saúde em geral. Você tem que aprender a se livrar dele.

Eu sei, é fácil dizer, mas não tão fácil controlar; no entanto, você está no controle. Não, nem sempre você pode controlar o caos que a rodeia e tenta afetá-la com o stress, mas você pode controlar como reage a ele e toma conta da sua vida — ou não. Você tem que se esforçar para isso, mas vai valer a pena.

Você pode citar dez coisas que gosta de fazer para relaxar? Ou pelo menos cinco? Que tal uma? Mesmo na vida mais agitada, há pelo menos um cantinho onde se enfiar para escapar por alguns instantes da loucura que é a sua vida. Se você só tem um jeito de acabar com o stress, ótimo. Coloque-o em prática o mais rápido possível. E, enquanto estiver fazendo isso, e liberando sua mente, porque não está se preocupando com tantas outras coisas, veja aonde mais isso pode levá-la. Por exemplo, se você gosta de meditação, tente se imaginar fazendo Yoga ou se dedicando à pintura ou a qualquer outra coisa que possa ajudar a aliviar o stress da sua vida. Reserve um tempo para si mesma a cada dia, para mimar-se relaxando uns instantinhos, e sua mente e seu corpo vão ficar muito mais receptivos ao sexo e aos orgasmos do que você jamais imaginou.

### Ame-se

Você se ama? Você é feliz? Se costuma ficar deprimida com muita frequência, é hora de se sentar e avaliar o por quê. Você tem que se esforçar para superar isso, qualquer que seja a razão, porque a apatia e a falta de entusiasmo pela vida que acompanham a depressão criam um círculo vicioso — não deixam você se sentir sexy nem ter o ânimo de que precisa para encontrar o caminho de volta para a felicidade.

Você se acha desejável? Você ama e aceita plenamente a si própria? O modo como você se sente sobre si mesma afeta a sua sexualidade. É importante fazer o que for necessário para se aceitar e ter amor por si. Faz uma grande diferença. Seus pensamentos são tudo! Existem ótimos livros, cursos e terapeutas para melhorar sua autoestima, portanto procure-os se você precisar.

## ENFEITE O *palco*

Agora que seu espaço emocional está todo limpo e organizado, como vai o aspecto físico? Parte do sentimento sexual significa sentir-se "sexy". Não quer dizer que você tenha que passar grossas camadas de batom e sombra nos olhos e andar por aí com um salto fino de plástico transparente como o das strippers (a menos que você queira, é claro). Significa sentir-se sexy em sua própria pele. E o melhor jeito de começar é, novamente, de dentro para fora. Cuide de seu corpo e ele vai recompensá-lo. Cuide da sua saúde e você vai colher muitos benefícios. Cole o traseiro no sofá e você verá que o sexo (e a maioria das atividades relacionadas ao assunto) terá pouco ou nenhum atrativo. Seu objetivo é oferecer a si mesma o melhor ambiente físico possível para o prazer sexual. E é muito menos complicado de fazer do que você pensa.

*Mexa-se!*

O orgasmo tem tudo a ver com o fluxo sanguíneo e você consegue adivinhar com o que mais? Isso mesmo: com os exercícios físicos. Os especialistas recomendam uns bons 30 minutos de exercícios aeróbicos por dia para manter todo o organismo fluindo e funcionando bem. Se você não pode frequentar uma academia, faça uma caminhada rápida. Se não tem meia hora para gastar, encontre formas de se manter ativa e em movimento. Estacione o carro o mais longe possível do escritório. Nunca use o elevador ou a escada rolante se puder evitar; use as escadas. (Claro, se você trabalha no vigésimo quarto andar, provavelmente não é uma opção, mas existem outras formas.) Não telefone nem envie e-mails para um colega de trabalho do mesmo andar ou de outro. Levante-se de sua cadeira e vá até a pessoa, rapidamente, para obter as informações de que precisa.

Os exercícios cardiovasculares são um dos elementos da equação; flexibilidade e força são os outros, e todos representam um papel importante para o bom desempenho sexual e para o orgasmo.

Perceba como a flexibilidade é importante para obter "o atrito certo" com o parceiro. Quanto mais você for capaz de dobrar o corpo e esticá-lo, mais condições terá de levar seu parceiro a atingir seu ponto G. Você também vai se sentir muito mais confortável, enquanto estiver fazendo sexo — e menos propensa a se machucar. Pense na massa de um pastel, por exemplo. Enquanto a massa está crua e maleável, você pode moldá-la da forma que quiser, mas, depois de frita e endurecida, se tentar movê-la num ângulo diferente, ela pode estalar e se quebrar!

Yoga e Pilates são maneiras maravilhosas de praticar o trio de ouro dos exercícios e o yoga é também uma espécie de afrodisíaco natural. Você sabia disso? É verdade. Ele acalma a mente, relaxa a alma e alegra o espírito. E quando você executa algumas de suas posturas mais provocativas para seu parceiro sem nenhuma roupa, bem, o céu é o limite da excitação — para ambos. Se você tiver um espelho de corpo inteiro por perto, melhor ainda. Peça ao seu parceiro para acompanhá-la, explicando que já se comprovou que o Yoga aumenta o fluxo sanguíneo em todas as áreas do corpo, e supostamente aumenta a libido. Convide seu parceiro para testá-lo com você e se beneficie dessa antiga sabedoria, muitas vezes.

No que diz respeito à força, lembra-se das posições incríveis que vimos no último capítulo? Você não vai conseguir fazer as mais desafiadoras se não estiver forte o suficiente para suportar seu próprio peso! Eis um exercício que criei para meu último livro, e que pode realmente ajudá-la a desenvolver sua força e a torná-la mais apta do ponto de vista sexual.

## Malhe

Não é nenhum segredo que as pessoas em forma têm uma vida sexual fabulosa. Mas você sabia que existem músculos específicos que você pode exercitar e que afetarão diretamente seu desempenho e experiência na cama? É verdade. Seu bumbum e seu abdômen inferior elevam a pélvis e tornam mais fácil um contato próximo com seu amante, e os músculos internos das coxas podem compensar a fraqueza dos músculos vaginais. Durante o ato, a contração das coxas e do bumbum juntos podem apertar o pênis, dando mais prazer a ambos os parceiros. E músculos fortes no assoalho pélvico propiciam orgasmos mais intensos — e quem não quer isso?

Eis três excelentes exercícios que você pode fazer para fortalecer os músculos do amor. Para maximizar os efeitos, faça pelo menos cinquenta de cada um diariamente.

1. Deite-se de costas, com os joelhos flexionados e as mãos atrás da cabeça, e levante o tronco, contraindo o abdômen.
2. Deite-se de costas, com os joelhos flexionados e os ombros no chão, e eleve apenas os quadris. Segure e aperte contando até trinta — ou enquanto aguentar a princípio, até chegar aos trinta — e muito mais.
3. Deite-se de costas com as pernas esticadas para cima e segure-as juntas. Agora, lentamente, deixe-as cair para os lados, afastando-as o máximo possível, e lentamente junte-as outra vez.

*Faça um checkup!*

Na verdade, isso é importante e nós vamos falar mais a respeito daqui a pouco, mas o que eu quero dizer aqui é para *você fazer uma bateria de exames* pelo menos uma vez por ano. (E não ir menos do que duas vezes por ano ao ginecologista, se estiver tomando pílula ou usando um DIU.)

Coloque-se a par das questões de saúde mais comuns às mulheres da sua faixa etária e não tenha medo de fazer perguntas ao médico, se tiver algumas — é para isso que ele está lá. Se houver algum problema de saúde urgente, protelar o tratamento só vai servir para lhe causar mais stress (lembre-se daquela praga horrorosa!) e bloquear sua parte mental relacionada a experiências sexuais. Sem mencionar o que a decisão de ignorar um problema de saúde pode fazer pelo aspecto físico da sua vida. Se você está sentindo uma dor inexplicável ou a mais completa exaustão, acha que vai pensar em sexo? Você leva seu carro para a manutenção quando atinge a quilometragem ou a data certa. Por que não faz o mesmo por você?

## Nutra o seu corpo

Pode haver um belo casamento entre comida e sexo, e nós vamos de fato mencionar alguns alimentos sensuais e jogos excitantes com alimentos daqui a pouco. Mas existe o outro lado da moeda, ou seja, quando os alimentos que você come causam um impacto negativo no seu desempenho sexual e no seu prazer.

Você presta atenção ao que come no dia a dia? Adora pedir comida pelo telefone ou comer alimentos industrializados? Você é viciada em açúcar? Prestar bastante atenção ao que come vai melhorar sua vida sexual por uma razão muito importante: você vai ter mais energia. Sei que você sabe disso. Comida de má qualidade deixa você com a sensação de saciedade, mas causa depressão. Alimentos saudáveis lhe dão uma energia constante, de modo que, ao final de um dia longo, você ainda pode se sentir disposta a uma boa diversão — e não praticamente em coma por causa do excesso de açúcar.

Analise os alimentos e seu valor nutricional. Preste atenção às calorias ganhas e queimadas. Quanto melhor a qualidade dos alimentos que você ingere, melhor a qualidade do que você consegue extrair deles.

Tive uma cliente que era baixinha, com 1,54 metro, mas pesava cerca de 90 quilos. Quando Ali veio me ver, tinha quase 40 anos, e era virgem.

— No fundo, nunca me considerei uma pessoa sexy, e nunca namorei ninguém — ela me disse. — Não que eu não quisesse, é que simplesmente nunca aconteceu.

Era importante para mim ser tão direta e sincera com ela quanto possível, e começamos uma discussão sobre seu peso. Afora os riscos óbvios para a saúde, falamos sobre outros riscos que ela corria pelo fato de ter se fechado sexualmente.

— Eu não me imagino fazendo sexo com alguém gorda como eu. Nem eu mesma me interessaria por mim deste jeito — disse ela.

Quando estamos prontas, às vezes um empurrão é tudo de que precisamos, e Ali decidiu naquele dia se inscrever em um programa de emagrecimento. Em seis meses, depois de comer bem e se exercitar, seu peso começou a diminuir.

Assim que chegou a um peso confortável, ela começou a se sentir sexy. Mas com sua pouca experiência, também se sentia um pouco assustada. Nós nos encontramos várias vezes ao longo de um ano, e nesse tempo estudamos todos os princípios básicos, desde como ter um encontro até o modo como seu corpo funcionava sexualmente.

Ali começou a experimentar a masturbação e ficou viciada.

— É tão bom! — ela me disse — e não apenas na hora. Acho que se eu me der um orgasmo antes de sair da cama pela manhã, não preciso nem me preocupar em tomar café!

Depois que ela começou a se sentir sexualmente confiante, achou que estava pronta para ter um encontro. Três anos depois, está casada, feliz, num relacionamento profundamente satisfatório do ponto de vista sexual, e também está trabalhando meio expediente como professora de Pilates. Sua saúde melhorou graças aos seus orgasmos!

# VOCÊ EM *primeiro* LUGAR

Quando se trata de ter orgasmos, só uma pessoa realmente importa, e essa pessoa é você. Acima, falamos que se sentir bem consigo mesma leva a um sexo melhor e a melhores orgasmos. Eis algumas maneiras de mostrar o quanto você é importante sexualmente, e de manter o cérebro concentrado em si mesma como um ser sexual, que merece todo o prazer do mundo.

## Vestida para matar

Não há nada sexy numa lingerie velha e puída. Mesmo que você seja solteira e pense "Ninguém vai ver isso", saiba que *você* vai ver. Durante todo o dia, você anda por aí com uma imagem inconsciente de si mesma como uma pessoa que não é digna de belas lingeries — e que não é desejável o suficiente para que um homem queira vê-las. É muito ruim.

O mesmo vale para roupas íntimas sem graça, como calcinhas extragrandes, modeladores ou outros acessórios práticos, mas nem um pouco sexies. É verdade que todas nós precisamos da silhueta esbelta que nos proporciona um modelador, mas eles só são necessários quando usamos vestidos justos e esse tipo de coisa. Não use com jeans, como se fosse um bermudão blindado. Uma tanga de renda pode incomodar de vez em quando, mas pelo menos ela nos lembra de que está lá, entrando em lugares onde tantas outras coisas maravilhosas podem acontecer. Você nunca se sentiu excitada com o atrito de uma calcinha? Isso não acontece quando elas são largas e estão frouxas!

> Um estudo sobre sexo revelou que usar calçados de salto médio (em torno de 5 cm) diariamente (e andar com eles) pode ajudar a fortalecer os músculos pélvicos da mulher.

*Sexo sob medida*
Sim, isso é tão importante que eu fiz um capítulo inteiro sobre esse assunto, mas nunca me canso de frisar. A única maneira de mostrar a alguém como "brincar" com você, como o belo instrumento de prazer que você é, é saber como você funciona — o que a agrada e o que não a agrada. E a única maneira de você saber disso com certeza é por meio da experimentação e de muita prática.

Perguntei a algumas das minhas clientes o que as excitava. Será que algum dos métodos a seguir agrada você? Experimente-os — cada um e todos eles!

"Gosto de usar um travesseiro ou dois e me deitar sobre eles e esfregar o travesseiro no clitóris, com a mão do meu marido estimulando o clitóris ao mesmo tempo; se isso não funcionar eu acrescento um vibrador e coloco-o sobre o travesseiro e me esfrego nele."

— Alice, 36

"Quando eu me dou prazer, sempre mantenho as pernas afastadas e fico de calcinha. Começo a esfregar o clitóris suave e lentamente, então cada vez com mais vigor e mais depressa. Posso sentir a umidade através da roupa de baixo e é nesse momento que sei que um orgasmo está a caminho."

— Roxanna, 28

"Gosto de começar estimulando o clitóris com a mão, e depois coloco um ou dois dedos dentro de mim e começo a me acariciar para a frente e para trás. De vez em quando eu volto a estimular o clitóris novamente. Mas às vezes uso as duas mãos. Estimulo o clitóris com uma delas enquanto, com a outra, deslizo os dedos para dentro e para fora da vagina. Às vezes massageio os seios e os mamilos. Também gosto de fazer isso na frente do espelho, mas só gosto de olhar meu corpo, não meu rosto."

— Judy, 46

"Costumo me masturbar quando estou tomando banho. Gosto de colocar as pernas sob a água corrente nas preliminares e depois termino acariciando o clitóris rapidamente, para a frente e para trás, até chegar ao orgasmo."

— Annie, 33

"Se eu quiser gozar rápido, uso uma cápsula vibratória no clitóris e imagino um homem fazendo sexo oral em mim."

— Linda, 53

Apenas lembre-se: o que importa é praticar, praticar, praticar. Dar a si mesma um orgasmo é algo que você pode fazer várias e várias vezes sem nunca enjoar.

## Seu corpo — seu templo

Quero que você conheça cada centímetro do seu corpo, então quero que se apaixone por si mesma. Falamos sobre isso no capítulo sobre o autoprazer. Quero que você saiba como seus tornozelos se sentem e se eles são sensíveis. Quero que descubra a profundidade do seu umbigo, e se sente cócegas ou não ao ser tocada atrás dos joelhos. Quero que você descubra quanta pressão pode aplicar ao beliscar seus mamilos, antes que eles deixem de se sentir deliciosamente sensíveis e passem a doer! Quero que você examine sua vagina – o canal. Quero que conheça sua forma e textura. Quero que você se estimule com os dedos enquanto mantém um dedo dentro de si e experimente por si mesma as contrações incríveis que compõem um orgasmo. (Confie em mim, depois disso, você nunca vai fingir de novo.) E enquanto está fazendo isso, não deixe de fazer os exercícios Kegels!

## Mente aberta

Há muitas maneiras de se chegar ao orgasmo. Se você não está conseguindo chegar lá com as mãos, não há absolutamente nada de errado em brincar com um acessório sexual, para fazê-la chegar onde você quer – e isso vale tanto para os momentos em que está sozinha quanto para aqueles em que está com um parceiro. A chave aqui é *o que funciona*. Se você gosta de um pênis de borracha realista, recorra a ele. Uma cápsula vibratória. Um vibrador Rabbit. Grampos de mamilo. Um grande pepino – o que funcionar. Você pode querer manter uma variedade de acessórios numa caixa debaixo da cama (ok, menos o pepino ou qualquer outra coisa que seja perecível), para que tenha acesso rápido a eles quando estiver no clima.

## *Olá*, PARCEIRO!

O segredo para ter muitos orgasmos é torná-los parte integrante da sua vida. Se você é casada ou tem um relacionamento de longo prazo, tem que fazer do sexo o alicerce do relacionamento — o que mantém vocês dois ligados.

Os casais entram na rotina o tempo todo. Eles usam os dez minutos ou a hora que têm depois que as crianças vão dormir para falar sobre as contas ou as compras do supermercado, ou o que a tia Edna quer para o almoço de Páscoa. Nada disso é importante — não está em primeiro lugar.

A próxima vez que você e seu parceiro tiverem dez minutos juntos "sozinhos", esqueçam a distribuição de tarefas e em vez disso troquem fantasias sexuais. Ou então, façam sexo e apreciem um ao outro. Façam da conexão física o primeiro item da sua lista. Depois que vocês estiverem suados, saciados e sem fôlego, decidam quem vai levar Janie à festa de aniversário ou à parede de escalada no sábado à tarde. Porque, se vocês fizerem isso primeiro, só estarão matando o desejo de chegar à parte boa!

O sexo não é algo que você faz porque não tem tarefas para relacionar numa lista. É hora de mudar seu foco! E depois que você fizer essa mudança e der ao sexo o destaque que ele merece, depois que você fizer sua vida sexual se sentir amada, respeitada e estimada, ela irá recompensá-la muitas vezes.

Outra maneira de ampliar a importância do sexo em seu relacionamento é fazer uma aposta sobre algo como um evento esportivo, o clima, o que um de seus filhos vai dizer em seguida — o vencedor da aposta ganha como prêmio um agrado sexual. Poderia ser uma hora como escrava sexual, uma massagem no corpo inteiro ou mesmo sexo oral. Vocês decidem.

# PROVOCAÇÃO A *dois*

A provocação faz o coração — e a excitação — pulsar e acelerar tanto em quem a faz quanto em quem a recebe. Aquele que provoca tem o controle. Coloque um bilhete provocante na mala do seu amante e ele vai pensar em sexo com você o dia todo. Dê um passo além e passe uma mensagem sexy pelo celular, com uma foto maliciosa, e fique o dia todo pensando no quanto ele está "sofrendo" no trabalho, quando tudo o que ele realmente quer é voltar para casa e agarrá-la, e em como ele vai "punir" você por todo o sofrimento que lhe infligiu!

E você pode se divertir tanto provocando seu parceiro quanto sendo provocada por ele. Incentive seu amante a compartilhar seus pensamentos e sonhos eróticos com você, especialmente quando não há nenhuma possibilidade de vocês dois colocarem em prática a fantasia depravada que ele está sussurrando no seu ouvido enquanto você está dobrando a roupa lavada e as crianças estão assistindo desenhos no mesmo cômodo.

A tensão sexual acumulada pode ser tão divertida e intensa quanto o próprio sexo. Então, embora você não possa ter sexo nesses momentos em que estão provocando um ao outro com promessas, pensar nisso é o que importa – mostra interesse, criatividade, divertimento e, o mais importante, ligação com o parceiro.

## *Espírito* DE AVENTURA

Claro, você pode ter uma maravilhosa aventura sexual com seu parceiro... na sua própria cama. Mas vocês também podem sair, ser criativos e extrapolar as paredes do quarto de vez em quando.

Vocês não têm que sair e fazer sexo em público, mas certamente podem fazer sugestões maliciosas sem dizer uma palavra.

Uma das minhas ideias favoritas partiu de uma amiga minha, que vou chamar de Audrey. Era o aniversário do marido dela, Joel, e embora ela tivesse dado a ele alguns presentes muito bonitos, achou que nenhum deles era realmente "o presente" inesquecível, algo especial de que ele se lembraria ao longo dos anos. Então, ela teve uma ideia brilhante.

— Eu disse a ele que iríamos sair para jantar por minha conta — disse ela. — E que eu ia cuidar de tudo. Joel é meio tradicional e não se sente totalmente confortável com a ideia de uma mulher pagando sua refeição, mas acabou concordando. De qualquer maneira, depois que havíamos pedido a sobremesa, eu me levantei da mesa.

— Ele pegou meu pulso de leve e perguntou, "Aonde você vai?"

— Olhei para ele maliciosamente e disse, "Vou procurar o garçom para pagar o jantar antes que você faça isso".

Ele sorriu. "O que a faz pensar que eu já não paguei?" "Porque eu disse a ele para ignorar você a todo custo" — eu disse, sorrindo para ele. — Então, deixei meu cartão de crédito com o garçom (porque eu sabia que Joel iria tentar pagar de qualquer jeito) e fui ao banheiro. Entrei num dos reservados. Da minha bolsa, puxei uma linda caixinha de presente e a abri. Então tirei minha tanguinha, coloquei-a na caixa, e pus a caixa de volta na bolsa. Voltei para a mesa. Quando cheguei, ele estava assinando um recibo de cartão de crédito. "O que aconteceu aqui?" Ele sorriu para mim. "O garçom deixou a conta aqui enquanto você estava no banheiro" — disse ele. — "Por que você demorou tanto?" — perguntou. — Tirei o pacotinho da bolsa. "Feliz aniversário" — eu disse, jogando a caixa para ele. Ele abriu o pacote, assim que o garçom apareceu para pegar a conta. Os dois ficaram vermelhos, mas meu marido sorriu para mim quando o garçom se voltou para a mesa ao lado. Eu sabia por causa daquele olhar que aquele tinha sido o ponto alto do seu dia — e o que aconteceu quando finalmente chegamos em casa provou que eu estava certa, com uma noite maravilhosa de paixão!

Embora Audrey e Joel não tenham chegado a fazer nada em público, a promessa de que algo — aquela coisa louca e sexy entre eles —

poderia ter acontecido em público foi extremamente excitante para ambos.

Você já fez sexo num lugar público? Não quero dizer na privacidade do seu carro — por mais precária que ela seja. Quero dizer abertamente, para o mundo ver, mas de um jeito suficientemente disfarçado para que só vocês dois possam saber o que está acontecendo.

Bem, você não precisa de fato ter sexo em um lugar público para conseguir esse tipo de excitação. Você não precisa nem sair de casa ou do seu quarto. Eu só estou incentivando você a agitar um pouco as coisas. Ter relações sexuais em algum lugar onde nunca tiveram antes.

Certamente vocês já testaram o sofá da sala. Mas e a mesa do escritório ou até a mesa de jantar? E a lavanderia? A garagem?

Há todo um mundo de possibilidades eróticas lá fora, esperando você transformá-las num cenário cheio de sensualidade, e qualquer lugar serve para isso. Basta mantê-lo sexy!

## Seu ninho de amor

Dê uma olhada ao redor. Será que seu quarto realmente se parece com um recanto de prazer? Ou é mais parecido com um escritório doméstico, com contas e documentos espalhados, ou um lugar lotado dos brinquedos que não cabem no quarto das crianças? Reduza a desordem ao nível mínimo, especialmente quando se tratar de assassinos de prazer, como contas e informativos da escola das crianças! Decore o quarto em tons suaves. Adicione velas em suportes bonitos. Pendure quadros sensuais nas paredes. Porta-retratos com fotos dos seus filhos são legais, mas não vão deixar vocês no clima, a menos que estejam tentando conseguir um irmãozinho para eles.

## Íntimo e pessoal

Por que não usar seu quarto do modo mais romântico possível? Coloque lenços de seda no chão e providencie uma iluminação suave e incandescente. Talvez no seu quarto, fora do alcance de seus filhos, você possa colocar um baú de aparência antiga, onde possa manter seus acessórios sexuais e lubrificantes, loções e óleos, echarpes e algemas, tudo o que você apreciar.

## Espelho, espelho meu

E é claro que você não tem que ir a lugar nenhum, nem mesmo fora do seu quarto, para ser transportada para seu próprio mundo. Se você não tiver um grande espelho no seu quarto, saiba que esse seria um ótimo lugar para instalar um! Coloque um cobertor macio na frente dele, e tire todas, ou se preferir, a maioria das suas roupas. Como proceder agora e o que vocês vão fazer juntos é você quem decide. Basta seguir uma regra: mantenha contato visual com o reflexo do seu parceiro. Agora você tem um amante secreto em uma terra distante que, quando pensar nisso, vai fazer você se sentir fantástica, mesmo sem tocá-la a partir do seu lado do espelho.

# A FEIRA DO *sexo*

Os alimentos podem ser muito sensuais, e as pessoas têm feito experiências com eles em seus encontros amorosos desde a aurora dos tempos. Alguns alimentos são considerados sensuais por causa de suas formas (é o caso do pepino!); outros, mais por causa da textura. Alguns são sensuais por causa da maneira como você os come (e os oferece à outra pessoa), ou seja, com os dedos. E alguns contêm substâncias químicas naturais que são conhecidas por promover a excitação. Independentemente das razões por que têm esse efeito, os afrodisíacos são deliciosamente divertidos. Aqui está uma lista de alguns dos principais:

- lagosta
- ostras cruas
- sushi
- caviar
- alcachofra
- abacate
- banana
- pepino
- melancia
- amêndoa
- chocolate
- gengibre
- azeite de oliva
- mel
- vinho
- figos
- manga
- pêssego
- morango
- aipo
- cereja
- framboesa
- groselha preta
- suco de abacaxi

Na sua próxima noite de amor, por que não fazer um piquenique especial no quarto, usando somente alimentos que podem ser servidos e saboreados apenas com os dedos? Isso não significa, no entanto, que você precise se limitar a alimentos tradicionais. Ouse. Seja desinibida. Não tenha medo de fazer uma meleira deliciosa. E daí? Pense em toda a diversão que você pode ter ao lamber — ou deixando que seu parceiro faça isso — todos os lugares depravados em que pode derramá-los ou gotejá-los.

Minha amiga Stacy recentemente fez isso com o marido, Ed. Antes que ele saísse para trabalhar pela manhã, ela colocou um convite em sua valise para o "Serviço de Quarto Buffet Indecente" mais tarde naquela noite. Durante o resto do dia, ela comprou velas bonitas e um protetor de colchão resistente à água para cobrir a cama. Decorou o quarto com lenços bonitos e velas, diminuiu a iluminação e tornou a cama o centro das atenções, onde dispôs seu alegre banquete.

Ela e Ed passaram a noite beliscando, chupando, beijando e mordiscando.

— Eu devo ter tido uns seis orgasmos! — ela me disse enquanto tomávamos alguns drinques, várias noites depois.

## Doce deleite!

Existem muitas doces possibilidades quando resolvemos acrescentar doces à nossa festa. Aqui estão duas das minhas favoritas:

*O Pintor*. Faça seu amante mergulhar um pincel (ou uma coleção de pincéis, se você quiser) em uma tigela de calda de chocolate. Então, guiando-o com as palavras e com gemidos suaves, faça-o "pintar" você, com pinceladas longas e luxuriosas. Ele pode pintar todas as suas regiões mais erógenas, inclusive as menos óbvias, se você orientá-lo. Quando ele pincelar uma parte do seu corpo, faça-o lamber o chocolate depois, até a última gota!

*Pontos doces*. Este método é destinado a ensinar a seu amante todos os lugares em que você anseia por atenção. Despeje um pouco de confetes de chocolate numa tigela e deixe-a na sua mesa de cabeceira. Deite-se na cama, na frente de seu amante, estenda o braço até a tigela e pegue alguns confetes. Coloque-os onde mais lhe agradar — no umbigo, nos mamilos, no colo, até mesmo alguns na área logo acima do púbis, nos pulsos, na dobra do cotovelo. Diga a ele para se deliciar com sua sobremesa diretamente da sua pele, e não permita que ele deixe nenhuma sobra no "prato"!

## Dramatize

Dramatização e fantasia são duas grandes formas de se aproximar de seu parceiro. Por um lado, elas envolvem certo grau de confiança. Expor uma fantasia sexual a outra pessoa pode ser aterrorizante. E a dramatização requer que você realmente se sinta confortável com o parceiro para fingir ser outra pessoa e, na maioria das vezes, fazer uma caracterização exagerada do ponto de vista sexual com aquela pessoa. Isso força você a se abrir para se expressar de maneiras físicas novas e excitantes. Também a desafia a ser vulnerável e, portanto, a confiar no parceiro. Vocês participarão, ambos, de um jogo e não haverá julgamentos, mesmo nos momentos mais hilariantes e estranhos. Não se trata apenas de vestir uma fantasia e fingir ser outra pessoa para viver uma nova emoção sexual. Trata-se de pura fantasia e tudo o que isso implica. E como tudo isso exige comunicação aberta e conexão, a fantasia é conhecida por produzir orgasmos mais rapidamente para os participantes desses jogos.

As mais quentes situações sexuais são as que levam você para além dos parâmetros do seu nível de conforto. Pense nisso como um exercício. Você pode se sentir bem indo num ritmo constante e confortável. Mas é só quando vai além dos seus limites que você realmente se surpreende. Aqui estão algumas sugestões de papéis que você pode desempenhar. Os melhores são os que agradam a você e seu parceiro.

### Encontro ao acaso
Planeje encontrar seu parceiro num bar ou mesmo num parque, numa livraria ou no jardim zoológico. Realmente não importa onde. Quando vocês se encontrarem, finjam que não se conhecem. O modo como esta noite vai acabar depende só de vocês!

### Enfermeira boazuda
Não existe fetiche maior do que um uniforme de enfermeira em estilo antigo, mesmo sem exageros como uma ultra-micro-minissaia, meias arrastão com uma liga branca na coxa, e saltos de plataforma. Naturalmente, esses "extras" são recomendados. Se você é a enfermeira, o poder que vai sentir vestindo essa roupa enquanto seu paciente geme de desejo sob seus cuidados apaixonados será irresistível. E se você é

a paciente e seu parceiro, o enfermeiro, certifique-se de receber todos os cuidados carnais pelos quais anseia para obter sua "cura".

### Espiã sexy

Você é uma agente secreta numa missão muito importante, altamente perigosa. O Sr. X está escondendo informações secretas sobre uma conspiração covarde que poderia colocar o mundo em um risco sem igual. Você tem que usar suas habilidades especiais para seduzi-lo e descobrir os segredos do Sr. X, deixando-o tão louco de desejo que ele não só vai lhe dizer tudo, como vai mudar de lado para continuar servindo-a!

### Colegial atrevida

Você não pode pensar em nada mais chato do que a aula de química do Sr. P. Você está morrendo de vontade de conduzir seu próprio experimento químico e isso envolve nada menos que o sexy Sr. P. Ele é muito rigoroso, você sabe que a única maneira de realmente chamar a atenção dele é enfurecê-lo com sua insolência. Quando a aula termina e ele diz que você deve permanecer na sala de aula, ele só quer ter certeza de que você não sairá dali sem que ele lhe ensine a lição que você queria tanto aprender.

### Professora durona

Do outro lado da sala de aula, senta-se um dos seus alunos que não quer cooperar. O palhaço de classe e mal comportado, ele a enlouquece durante a aula e por outras razões além do fato de interrompê-la constantemente. Ele é um jovem mal comportado, que está precisando de um corretivo – e se isso significa usar uma cinta para lhe ensinar quem é que manda, bem, isso é você quem sabe.

### Líder de torcida sirigaita
O time de futebol perdeu outra vez e você é a única que pode animar a galera. Você tem poderes que outras líderes de torcida não têm, e sabe usar a boca não só para incentivar o time com palavras. Se for apenas o zagueiro que precisa de um incentivo ou toda a equipe – um por um ou dois a dois (a fantasia é sua, afinal!) –, "chegue junto" e mostre o seu espírito de equipe! (E se o time ganhou, basta celebrar no vestiário!)

### Secretária relapsa
O Sr. Z vai ficar furioso com você se descobrir que perdeu o arquivo da letra F novamente. Ele lhe disse repetidas vezes que você é a pior secretária que ele já teve e, cada vez que você erra, sua punição fica pior. Exceto pelo fato de que, como Maggie Gylennhal em *A Secretária*, você tem que admitir que gosta das punições do Sr. Z e provavelmente erra de propósito.

### Chefe linha-dura
Você acredita que aquele punk Johnny Rotten roubou da sua conta novamente? Faça com que ele dê uma boa olhada na sua conta, na frente do conselho de novo! Você não tem que poupá-lo disso. É hora de chamá-lo em seu escritório, fechar a porta (e trancá-la), e lhe dar uma lição de que ele nunca vai se esquecer.

### Faxineira feliz
Não há nada que você adore mais do que limpar e varrer (este é um mundo de fantasia, lembre-se) e você está muito orgulhosa do polimento que fez no aparador; agora só tem que chamar o patrão para admirar seu trabalho. Ou ele é alguém que tem mania de limpeza como você, por isso fica tão deslumbrado com seu capricho que a toma nos braços e lhe agradece da forma mais romântica possível.

Ou é um sádico cruel que só consegue ver a impressão digital que ele deixou quando tocou o corrimão e agora a repreenderá à sua maneira deliciosamente depravada.

### Bibliotecária assanhada

Algumas pessoas gostam de livros, mas você realmente os adora. Na verdade, você ama tanto os livros que fantasia sobre fazer amor sobre uma pilha de livros abertos. A biblioteca está fechada e só abrirá daqui a meia hora, então por que não concretizar sua fantasia, mesmo que seja apenas você e seus livros? Espalhe-os abertos, em seguida espalhe-se sobre eles e siga em frente! (Basta lembrar que o plantão do vigia noturno ainda não acabou e ele pode estar escondido entre as prateleiras, espreitando.)

### Cabeleireira gostosa

Não há nada mais prazeroso do que cuidar dos cabelos sedutores do Sr. L. Com seus cachos longos e sedosos (um verdadeiro desperdício num homem!), você aguarda sua chegada ao salão na hora marcada com mais ansiedade do que a manhã de Natal quando era criança. Normalmente você consegue se controlar, mas desta vez os cabelos dele parecem irresistíveis. Você simplesmente não consegue se conter e começa a afagá-los, erguendo as mechas e acariciando suas próprias bochechas com elas. Ele a observa pelo espelho, e para seu deleite, com um olhar divertido e satisfeito. Então você vai em frente. Começa a tocar levemente seu pescoço e seus ombros. Seu peito. Logo está fora de controle, as roupas emboladas aos seus pés, e você vestida apenas com seu cabelo, como Lady Godiva, mas muito mais sexy de todas as maneiras imaginárias possíveis.

## Massagista cheia de segundas intenções

Você não prestou atenção nas aulas de massagem, então quando começa no seu novo emprego num spa, descobre que vai ter que improvisar. Para sua sorte, seu primeiro cliente parece ser um cara muito legal, e é incrivelmente sexy. Você passa óleo de massagem nas mãos e está pronta para passá-las por todas as texturas ásperas do corpo tentador do seu cliente. Mas ele é tentador demais — a sensação da pele dele sob suas mãos está começando a deixá-la mais excitada do que jamais imaginou ser possível. Ao deslizar as mãos pelos seus ombros e pelas suas costas, ele rapidamente se vira, e você pode ver que ele está compartilhando do seu entusiasmo. E sem se preocupar em seguir nenhum método irritante, você tem certeza de que vai merecer uma bela gorjeta fazendo o que quiser.

## Stripper ardente

Você é uma dançarina erótica e adora o que faz. Adora o poder que tem sobre os homens, observando-os devorá-la com os olhos enquanto você rebola e requebra, se contorce e dança. Você adora a antecipação tanto quanto eles, especialmente quando se trata de seu cliente favorito. Cada vez que aparece, esse homem fogoso a fita como se você fosse a única pessoa na sala. Na verdade, você não consegue se lembrar de nenhuma ocasião em que ele tenha dado atenção a uma de suas colegas dançarinas. E ele dá ótimas gorjetas também. Você decide que esta noite vai enlouquecê-lo com seu desempenho, e vai até mesmo deixar de lado aquelas regras sobre "não deixar que a toquem" e se entregar a uma noite de paixão proibida para ver aonde ela vai levar!

## Garota de programa apimentada

Você é a "número um" das ruas, e isso não a surpreende. Ninguém usa uma malha justa, lantejoulas e botas até as coxas como você. É por isso que você ganha rios de dinheiro, e seus clientes, especialmente os mais frequentes, nunca hesitam em pagar o que você pede. Você sabe como mostrar a esses caras o que a vida tem de melhor, e seus clientes favoritos são os milionários. Você já viu seu amante atirar dinheiro em você enquanto está ardendo de desejo e ocupada em dar e receber prazer? Experimente hoje à noite!

## *Extrapole* os seus limites

Existem fantasias ou personagens ousados só esperando que você os descubra. Até que ponto você consegue ir?

Talvez você tenha uma fantasia sobre fazer um *ménage a trois* com seu parceiro, mas não tem vontade de levar outra pessoa viva e real para sua cama. Aqui está uma solução: disque para um daqueles serviços de sexo por telefone, enquanto você e seu parceiro estão fazendo sexo e veja se outra voz, sussurrando, gemendo e gritando, excita você. Deixar um filme erótico passando na TV também é outra maneira de simular isso, mas vamos falar desse assunto um pouco mais tarde.

E o que acha de ser escravizada? Alguma vez você já fantasiou que foi capturada, amarrada e levada a fazer sexo "contra a vontade"? Tradicionalmente, o sadomasoquismo é um jogo de poder entre uma pessoa dominante e outra submissa, entre um "sádico" que controla as ações, e um "masoquista" que se deleita com isso. E isso é a coisa mais importante para se lembrar. Quando você experimentar essa fantasia, ambos os parceiros, em qualquer papel, devem sentir *prazer*. Se existir algum tipo de coerção, medo, ansiedade, é hora de parar.

— Meu marido quer experimentar um pouco de sadomasoquismo — Alexis, uma mãe de 43 anos, me contou. — Mas estou um pouco nervosa. Quer dizer, não que eu não esteja intrigada e curiosa. Só de pensar nisso me causa uma espécie de formigamento. Mas ele é um homem alto e muito maior e mais forte do que eu. Estou preocupada que, no calor do momento, ele possa acabar me machucando ou algo assim.

Assegurei-lhe que seus medos eram justificáveis, mas que, se ela e o marido se comunicassem adequadamente, era provável que tudo acabasse bem. — Combinem uma senha de segurança — eu aconselhei.

— Uma o quê?

— A senha de segurança é uma palavra que ambos precisam entender, algo que interrompe a ação. Dizer coisas como "não" e "pare" e "você está me machucando" só serve para injetar mais combustível na fantasia. Vocês precisam de uma palavra que desvie sua atenção.

— O que, por exemplo? — perguntou ela.

— Bem, eu tenho uns amigos que usam "abacaxi".

— Abacaxi? Meu Deus! Não podia ser algo mais bobo!

— Exatamente! — eu disse a ela. Bobíssimo, mas essa é justamente a ideia.

Se vocês ultrapassarem esses limites juntos, esteja você no papel dominante ou no submisso, perceba como suas ações estão afetando o parceiro. Eu recomendo que vocês não bebam demais nem tomem drogas antes de brincar de sadomasoquismo, pois é extremamente importante que mantenham todos os sentidos aguçados, para que a experiência seja muito mais agradável. Especialmente se você está pensando em filmá-la.

> Pensar em pornografia é coisa de homem? Pense bem! Um estudo recente descobriu que as mulheres ficam fisicamente excitadas com uma variedade muito maior de imagens eróticas do que os homens.

## SEXO COM *pimenta*!

O sexo na tela assusta algumas pessoas, mas, se você está aberta a isso, saiba que muitas mulheres relataram ter orgasmos explosivos quando veem filmes pornôs. A pornografia é ótima para as preliminares. É um recurso que "incendeia" seu desejo e lhe dá ideias sobre como experimentar coisas novas. Ela pode até mesmo ajudá-la quando você não está muito no "clima" e quer chegar lá rapidamente.

Nem toda pornografia é igual. Alguns filmes e vídeos definitivamente não são feitos para nós. Closes de partes do corpo inseridas em outras partes e do homem ejaculando sobre a mulher são feitos para homens (afinal de contas, eles são criaturas diferentes de nós de muitas maneiras). Sabe-se que a pornografia muito pesada pode provocar o efeito oposto nas mulheres — desligando-as por dias ou até indefinidamente. Mas, como eu disse, existem opções que pode valer a pena investigar.

Os vídeos instrutivos do tipo que ensinam a fazer alguma coisa não são tecnicamente considerados pornográficos, mas fazem muitas mulheres se excitar mais rápido e ficar prontas para o sexo enquanto ensinam, com cenas muito reais, como você pode imitá-las.

A pornografia suave é o que geralmente agrada a maioria das mulheres. Trata-se de filmes para adultos que podem ter um enredo um pouco mais complexo do que "o entregador de pizza tarado". Eles apresentam mulheres com homens, mulheres com mulheres, e às vezes há um sexo grupal acontecendo, mas não há nada chocante ou abertamente explícito no roteiro.

E nem todos os pornôs são filmes. Revistas e vídeos da internet são cheios de cenas eróticas para você admirar. Eis alguns sites adultos (em inglês) muito bons:

- masturbationpage.com
- the-clitoris.com
- the-penis.com
- hustler.com
- playboy.com
- hotpornforwomen.com
- thecouplespleasuredome.com
- Sssh.com

Para filmes, procure uma publicação em inglês chamada *The Ultimate Guide to Adult Videos*, que informa de modo rápido quais os filmes que você pode querer conferir e quais você não vai querer ver nem morta! Eis alguns que foram feitos, em sua maior parte, por mulheres e para mulheres:

- *The Masseuse*, de Jenna Jameson
- *Dinner Party*, dirigido por Cameron Grant
- *Five Hot Stories For Her*, da Lust Films

- *Let's Get Physical*, da Playgirl
- *101 Positions for Lovers*, de Jamye Waxman
- *Pleasure Touch 1: Toying with Pleasure*, de Jamye Waxman
- *Pleasure Touch 2: Seeking Monogamy without Monotony*, de Jamye Waxman
- *Pleasure Touch 3: Exploring the O*, de Jamye Waxman
- *Gigolo's*, de Nica Noelle
- *Don Juan's Therapist*, de Nica Noelle
- *Chemistry Series* Vols. 1-3, dirigido por Tristan Taormino
- *The Eyes of Desire Series* 1 e 2, de Candida Royalle
- *The Bridal Shower*, de Candida Royalle
- *Afrodite Superstar*, de Candida Royalle

# OLHA O *passarinho*!

Às vezes é divertido assistir e às vezes é divertido mergulhar de cabeça! Tire fotos inocentemente maliciosas (a "malícia está nos olhos de quem vê") do seu amante e peça que ele retribua o favor. Talvez ele possa fotografá-la lambendo um sorvete de casquinha, ou você pode fotografá-lo lambendo o caroço de um pêssego. Vai ser uma diversão excelente, uma preliminar sutil que sua imaginação vai tornar ardente.

Carrie era supertímida e um pouco introvertida. Ela veio me ver porque ansiava por mais atenção do marido — e não apenas atenção sexual. Ela queria que eu a ensinasse a flertar com ele. Uma das minhas sugestões foi que ela pegasse a câmera e pedisse que ele tirasse fotos dela. A tarefa dela era fazer com que as fotografias ficassem sensuais e interessantes.

— Ele tirou fotografias de mim me vestindo e me despindo, comendo, nadando e dormindo — disse ela. — Quando estava comendo, eu fazia a refeição ficar muito sexy, como as cerejas de que eu chupava a "carne", por exemplo. Outras frutas, como a melancia, eu comia e deixava o suco escorrer da boca e pelo queixo. Na natação, eu pulava na água e exibia os seios. Tomava sol nua e deixava que ele tirasse as fotos que quisesse. Ao dormir, usava minha lingerie mais erótica e, quando estava um pouco inibida, posicionava meu corpo em poses muito eróticas. Nós nos divertimos muitíssimo!

Ela e o marido, graças à sua câmera e à sua criatividade, descobriram que poderiam transformar os atos mais banais de todos os dias em acontecimentos eróticos, divertidos e glamorosos. Eles fizeram um álbum particular de suas sessões de fotos e acabaram se divertindo muito com isso. Ela conseguiu a atenção que queria e eles transformaram esse exercício em preliminares.

E você? Consegue elevar uma seção de fotografias um nível acima? Vai ter coragem de desempenhar o papel de fotógrafa do sexo masculino e de modelo de lingerie? Fotógrafa do homem selvagem encontrado na selva? Ou simplesmente ir direto ao assunto, cada um de vocês tirando fotos sensuais do outro em vários estágios de roupas íntimas? Qualquer que seja a sua escolha, lembre-se apenas de se divertir e manter a mente aberta.

## *Jogos* DE SEDUÇÃO

Uma das maneiras menos intimidantes e mais emocionantes de incluir filmes adultos em seu relacionamento é fazer um jogo com eles, maximizando essa experiência juntos. Aqui estão algumas ideias:

Toda vez que alguém no filme suspirar — "Ai, ai" —, golpeie seu parceiro com um leve soco no braço. Quem dá o primeiro soco ganha um beijo sexy onde quiser, no mesmo instante. Some o número de socos no final do filme, e aquele que deu mais socos ganha uma longa e deliciosa carícia sexual do perdedor. Mas, vem cá, será que existem perdedores nesse caso?

Ao assistirem um filme adulto juntos, façam algumas anotações, concentrando-se nas suas cenas favoritas. Quando o filme terminar, troquem suas listas, vejam se existem cenas que vocês concordem em fazer juntos e comecem a encenar.

Durante o filme, pressione o botão Pause cada vez que você gostar de uma cena e fale por quê. Ou *mostre* ao parceiro a razão ali mesmo ou prolongue o êxtase até depois do filme – o que a situação exigir.

Amarre seu amante a uma cadeira e "force-o" a assistir às cenas pornôs favoritas dele enquanto você faz o melhor possível para estimulá-lo ao vivo.

E se os filmes de TV permitissem que víssemos o que acontece com os personagens quando fica tudo escuro durante uma cena de amor? Por que não imaginar e encenar a cena?

Falando de imaginação, eis alguns dos meus jogos favoritos.

## CAÇA AO *prazer*

Este jogo, que vocês jogam nus, ensina muito ao casal sobre o corpo um do outro. Para jogar, comece a tocar seu amante em todos os lugares – lóbulos das orelhas, mamilos, dedos dos pés, qualquer lugar – e peça para ele avaliar o quanto gosta de ser tocado em cada um desses lugares, numa escala de 1 a 10. Preste muita atenção e repita o toque, se necessário. Então é a vez do seu parceiro explorar seu corpo. O objetivo aqui é fazer uma lista de cada uma das suas respectivas zonas erógenas, pelo menos uma vez por mês, pois elas estão sujeitas a alterações. Faça isso e você sempre saberá exatamente como e onde tocar o parceiro para manter acesa a chama da paixão.

# NO *ápice* DO PRAZER!

Este é um jogo de autoprazer cujo objetivo é não só levá-la ao orgasmo, mas também fazer com que vocês tenham uma experiência superintensa. Para começar, dê prazer a si mesma ou peça que seu parceiro comece a lhe dar prazer. À medida que você começa a sentir a proximidade do clímax, pare, respire fundo e conte até dez, como se estivesse ofegando. Agora altere o tipo de estimulação que estava fazendo. Se antes era no clitóris, comece agora no ponto G, nos mamilos ou no ânus. Novamente, quando você começar a ficar mais e mais excitada, *pare*. Faça o exercício de respiração novamente. Agora troque de posições e tente um novo tipo de estimulação. Quando chegar perto do clímax, pare novamente, faça a respiração e assim por diante, até que não consiga mais suportar. Depois de cinco rodadas, você provavelmente vai explodir!

# ALONGAMENTO DO *amor*

Tirem a roupa até ficarem apenas com as roupas íntimas. Agora, você e seu parceiro precisam se sentar frente a frente, de mãos dadas. Mantenham as pernas o mais afastado possível, sem se sentirem desconfortáveis.

Ele então se inclina para a frente e você se inclina para trás, enquanto contam até cinco. Então você se inclina para a frente e ele se inclina para trás, contando mais uma vez até cinco.

Certifique-se de que ambos possam sentir a parte interna da coxa e os músculos da virilha se alongando, mas tenham cuidado: *não é para sentir dor*. Façam isso dez vezes antes do sexo.

## A *ponto* DE BALA!

Pela manhã, estimule-se até se aproximar do orgasmo, mas não se permita ter um. No meio da tarde, faça a mesma coisa. Depois, à noite, percorra todo o caminho novamente, sozinha ou com o seu parceiro, e veja o que o acúmulo de tesão pode fazer!

## *Quente* E FRIO

Deixe uma bolsa de gelo e uma bolsa de água quente nas proximidades. Só com a roupa de baixo, coloque o gelo sobre a vulva durante oito segundos ou pelo tempo que você suportar. Em seguida, faça o mesmo com a bolsa de água quente. Faça isso dez vezes, tanto com o gelo quanto com a bolsa de água quente, antes do sexo ou da masturbação — e deixe que o seu parceiro participe!

## *"Yogasmo"!*

Já falamos sobre como o yoga pode ser sexy em muitos níveis. Fisicamente, as posturas colocam você em muitas posições deliciosamente comprometedoras. Mas há também um elemento fisiológico. Por exemplo, posturas como a *upavista konasana*, em que se fica com as pernas afastadas, aumentam o fluxo sanguíneo e também ajudam a fortalecer os músculos do assoalho pélvico — importantíssimos para os orgasmos, como já sabemos.

Veja como fazer o *baddha konasana* (que você deve tentar fazer cinco vezes antes da masturbação ou do sexo):

Sente-se com os joelhos dobrados e as solas dos pés se tocando.

Segure suavemente os dedões dos pés e incline o tronco para a frente sobre as pernas, mantendo as costas suavemente arredondadas.

Segure por cinco a dez respirações profundas.

# "*Pi*-GASM"!

O Pilates oferece outra grande oportunidade para você ter orgasmos! Invista num círculo de Pilates (eles não são caros e você pode encontrá-los facilmente na Internet). Com as costas e a cabeça descansando no chão e os braços abertos de ambos os lados do corpo, coloque o círculo de Pilates entre os joelhos. Levante o quadril e, segurando-o no alto, aperte os músculos desde os joelhos e as coxas até a região pélvica. Comprima o canal vaginal e adicione uma força extra no terço inferior do V entre as coxas e volte até os joelhos. Repita o exercício trinta vezes antes da masturbação ou do sexo.

---

*Checklist* do prazer

Aqui estão algumas sugestões divertidas que podem ajudar você e seu parceiro a se prepararem para momentos de paixão. O que mais você pode acrescentar à lista?

_____ Marque um encontro e vá sem calcinha.

_____ Fique na sua posição sexual favorita, sem tirar a roupa, mas só para lembrar o seu parceiro como você gosta de fazer amor.

_____ Corte fora os bolsos da sua calça jeans e, enquanto estiver fazendo compras, peça ao seu parceiro para pegar algo no seu bolso.

_____ Compre um DVD erótico e assista-o com o seu parceiro.

_____ Compre um livro de contos eróticos e leia uma passagem para seu parceiro.

_____ Deixe que seu parceiro leia uma passagem para você.

_____ Leve o parceiro ao orgasmo usando apenas as mãos.
_____ Deixe que seu parceiro leve-a ao orgasmo só com as mãos.
_____ Leve seu parceiro ao orgasmo usando a boca.
_____ Deixe seu parceiro levá-la ao orgasmo com a boca.
_____ Visite uma sex shop e leve para casa um brinquedinho que vocês dois têm vontade de experimentar.
_____ Faça o jantar usando algo ultrassexy.
_____ Tomem um banho juntos e estimulem um ao outro sob as bolhas de sabão.

# SIGA SUA *lista*

Aqui está sua própria lista para o orgasmo. Pratique as atividades listadas. Depois que experimentar algo, assinale esse item. E não pare até que tenha percorrido toda a lista. Quando tiver um orgasmo, anote como você chegou lá.

Essas anotações (seu diário sexual) são importantes para lembrá-la de como você funciona sexualmente e o que a leva ao orgasmo. Você também pode compartilhar essa informação com seu parceiro para que ele saiba exatamente do que você gosta.

1. Pegue um espelho e examine sua vulva. Anote como ela lhe parece.
   _____
   _____

2. Você gosta da aparência dela? O que mais gosta nela?
   _____
   _____

3. Existe algo de que você não goste? Por quê?

_____
_____
_____

4. Estimule seu clitóris, mas sem ter um objetivo em mente. Só faça o que parece bom. Registre o que você fez.

_____
_____
_____

5. Saia numa missão para encontrar o seu ponto G. Agora estimule o ponto G com as técnicas que conheceu anteriormente (ver página 97). Faça o que lhe parece bom. Registre o que fez.

_____
_____
_____

6. Tente uma combinação de estimulação clitoriana e do ponto G. O que funciona e por quê?

_____
_____
_____

7. Estimule-se pensando na sua fantasia sexual favorita. Que momento da sua fantasia mais a excita?

_____
_____
_____

8. Experimente um acessório sexual, como uma cápsula vibratória ou a Hitachi Magic Wand. Anote o acessório usado, o quanto você se sentiu bem estimulando-se com ele e por que se sentiu assim.

_____

_____

_____

9. Anote todas as técnicas que você tentou e que não funcionaram.

_____

_____

_____

10. Deixe que seu parceiro lhe dê prazer usando as técnicas orais e manuais abordadas anteriormente neste livro. Liste as técnicas de que você gostou ou de que não gostou. (Isso pode inspirar você a criar as suas próprias!)

_____

_____

_____

_____

_____

# CONCLUSÃO

Quero terminar este livro com esta citação muito interessante de um livro chamado *The Multi Orgasmic Couple* [O Casal Multiorgástico], porque é um sentimento em que eu realmente acredito e que tento pôr em prática na vida: "Depois que você conseguir ter quantos orgasmos quiser, será capaz de perceber que as pulsações do orgasmo são simplesmente parte de um processo contínuo de harmonização com você mesma, com seu parceiro e com o mundo".

Meu maior desejo para cada uma de vocês, para cada mulher do planeta, é que sejam capazes de ter orgasmos com a maior facilidade e frequência possíveis.

Posso ser uma especialista em sexo e em orgasmos hoje, mas, como a maioria de vocês, nem sempre foi assim. Na adolescência, ninguém me ensinava muito sobre sexo e eu não tinha a menor ideia do que era um orgasmo. Na verdade, eu me surpreendi com o meu primeiro orgasmo aos 20 anos, e aquilo sem dúvida nenhuma foi algo que quis repetir várias e várias vezes e descobrir todas as formas pelas quais eu podia atingi-lo.

Este é o livro que eu poderia ter usado naquela época, e espero que ele possa ser útil para você agora. Na verdade, espero que você o tenha achado tão informativo que tenha vontade de oferecê-lo a outra mulher que você conhece e que possa usá-lo para injetar um pouco mais de *Vitamina O* em sua própria vida!

Por favor, sinta-se à vontade para me enviar um e-mail em inglês para drnatashat@aol.com, se você tiver alguma pergunta e visite-me regularmente em www.drnatasha.com.

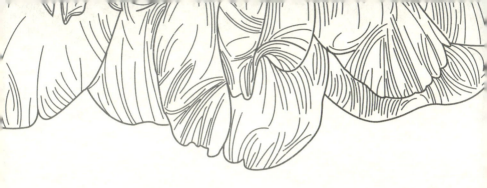

# AGRADECIMENTOS

Este livro não seria possível sem meu marido Charlie Solomon Jr., o Dr. Tony Cahill, Carty Talkington, Virginia McAlester, Jennifer Griffin e Sharon Bowers da Agência Miller, os editores da Skyhorse, Ann Triestman e Kristin Kulsavage, o Institute for Advanced Study of Human Sexuality, Ted McIlvenna, Gomez, Gomu, e a extraordinária Francine LaSala. Muito obrigada a todos.

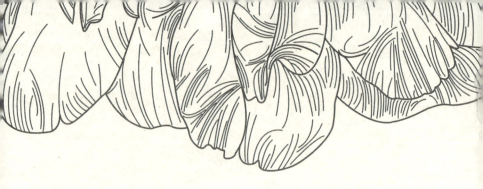

# SITES DE SEXSHOPS NO BRASIL*

www.sextoy.com.br
088-727-2869

www.sensualsexshop.com.br
(11) 2758-8590

www.sexshopdamulher.com.br
(41) 3077-6023

jardimdeva.com
(11) 3442-5889

---

\* Sugestões da editora brasileira.